中醫稿抄本叢刊

上海辭書出版社圖書館藏

段逸山◎主編

第十三册

明鏡要歸·眼科湯頭·喉科集錦·喉科秘訣

上海辭書出版社

明鏡要歸

明鏡要歸

《明鏡要歸》二種，清孤抄本，一册，著者不詳。是書高二十五點一厘米，寬十四點四厘米，白紙抄寫，無版框行格，有封面，封面題『明鏡要歸眼科治法』，扉葉題『雙眸大覽』，無序跋，有缺葉，書中『玄』改『元』避諱。首葉有『中華書局圖書館藏書』朱色方形鈐章一枚。

是書録眼科專著二種，分别爲《七十二症眼科受病根源治法》和《眼科心法要訣》。第一種以問答形式，對七十二種眼科病證，包括翳膜眼障、鷄冠蜆肉、倒睫拳毛、雀目鶻眼等，從病名症狀、病因病機、治則治法、藥物治方等方面加以闡釋，末以七言歌訣進行歸納，便于初學者記憶，然五十二問後諸問無歌訣。如第一問『翳膜』，答曰：『翳膜者，烏珠上一點白膜，恰似真珠走玉盤之像，日下看之雖小，陰處見之甚大，或明或暗，視物不明，此皆肝腎經虚而瀉之也，宜服補肝腎之劑』，詳述此病症狀，闡明病因病機乃肝腎經虚所致，治方當用補肝腎之劑。後附方組十一味，每方末以詩文歸納，如『補肝散』末詩曰：『翳膜根源肝腎虚，致令點膜上烏珠。庸人不解其中意，冷藥相攻悔後遲。』强調此證禁用冷藥。第二種有目録，全書載九十九首歌訣和八首治方，内容與清代吴謙《醫宗金鑒》『眼科心法要訣』基本相同，而有少量异文，如『瞳人散大歌』，《醫宗金鑒》作『瞳神散大歌』；『赤膜下垂歌』中『肺肝之熱』，《醫宗金鑒》作『肝肺之熱』。又『附外治方』載有醫方『撥雲膏』，治眼目腫痛風熱，藥用爐甘石、黄丹、乳香、没藥、硼砂、冰片、膽礬等九味，製成點眼藥外用，此方《醫宗金鑒》未載。

《七十二症眼科受病根源治法》未詳著者、出處，對七十二種眼證介紹簡要精當，可作臨證眼科研學之用。《眼科心法要訣》對《醫宗金鑒》『眼科心法要訣』篇具有一定的校勘價值。

（張雪丹）

目録

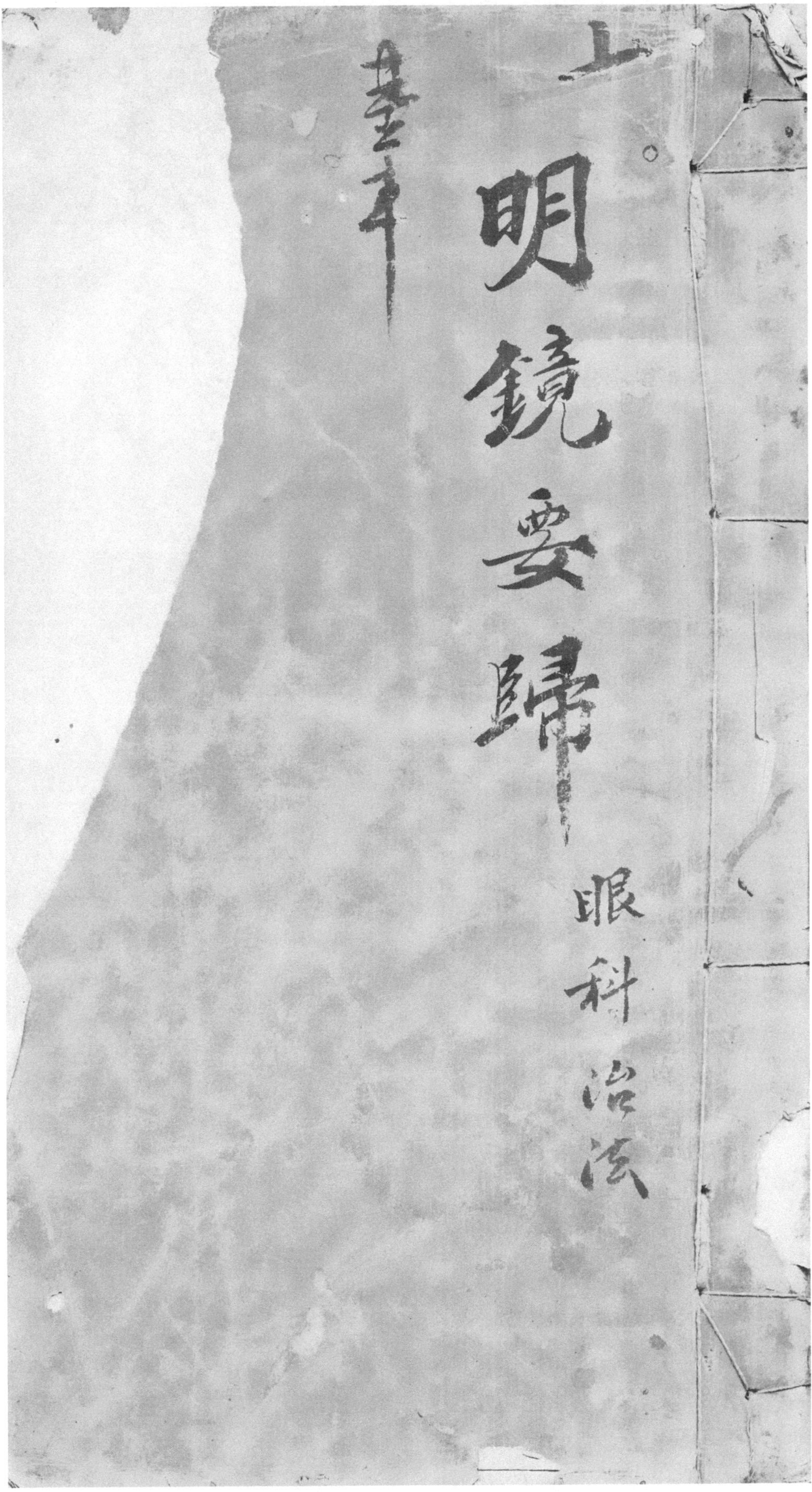
上
明鏡要歸
眼科治法

雙胖大覽

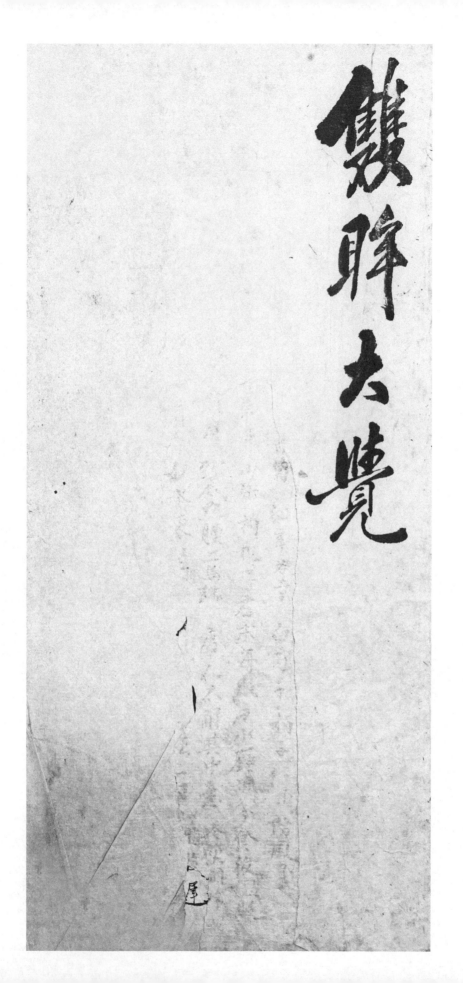

乂十二症眼科受病根源治法

一問　翳膜者何也　荅曰翳膜者烏珠上一點白膜恰似真珠之蓋之像日下看之雖小陰處見之甚大或明或暗視物不明此皆肝腎經虛而得之也宜服補肝腎之劑

〇〇補肝散　熟地　茯苓　甘菊　細辛各五錢　白芍三錢　梔子仁下　防風下　柴胡一兩　甘草半　山藥　枸杞子　右末每服二錢水一鍾煎八分食後温服

詩曰　翳膜根源肝腎虛　致令點膜上烏珠　庸人不解其中意　冷藥相攻悔後遲

二問　冰翳者何也　荅曰冰翳者如冰凍堅實旁觀白透瞳仁內陰處日中看之一般其症疼而熱淚凝結此因氣傳肝而得之也宜服通肝散

〇〇通肝散　梔子　白蒺藜炒　只殼　荊芥　炙甘各等分　牛蒡子半　車前半　共為末每服二錢竹葉湯調食後服

詩曰冰翳根從肝氣傳　肝中蘊病未安然　時人不識通肝散　熱淚常凝結怎痊

三問 滑翳者何也答曰滑翳者狀如水銀珠子但微含黃色其病不疼不痛遮繞瞳神此因風冲虛腎以致膽脂凝結而浮之也宜服還睛散

〇〇還睛散 白蒺藜 防風 甘草 木賊 山梔各五錢 蟬退 青葙子 草決明各一兩 共爲末每服二錢麥冬湯調服

詩曰 虛腎風冲滑翳根 瞳神遮眼若盲青 還睛八味通神劑 雙目依然日月明

四問 散翳者何也曰散翳者狀如鱗點或瞼下起粟子而爛日夜楚瞳仁最痛常下熱淚此肺經受熱膽脂凝結而浮宜還睛散

詩曰 散翳源來肺熱攻 膽脂凝結破人冲。還睛藥在頻頻服 更忌行房獲大功。

五問 澁翳者何也曰澁翳者至瞳仁上赤色狀如凝脂旁觀有微光時時澁痛而無淚出此腎熱冲肝而浮之也宜還睛散

詩曰 腎熱冲肝澁翳根 時澁痛淚無候瞳凝 脂色間還聚 冷藥收功理家明

六問 横関翳者何也曰横関翳者眼上瞞黄赤薄之色也横如劍脊之狀此腎虛肝臟相傳停留風热而浮之宜服還睛丸劑

詩曰 横関翳白腎虛生 肝臟相传風热停 類服还睛無出右 那時真個鬼神欽

七問 沉翳者何也曰沉翳者白色藏在珠下日中細观方見或兩眼相传疼痛早輕夜重犯之泪出皆肝胆壅热浮之宜洗心補腎之劑

詩曰 沉翳黄從何處生 热浸肝胆实除根 洗心補腎宣肝胆 調理三旬勝萬金

○○洗心散 当归 麻黄 赤芍 白芍 甘草 薄荷 荊芥 大黄 共為末每服食後熱水調下 補心丸見一問下

八問 浮翳者何也曰浮翳者珠上水光白色環遶瞳仁初生是小此目頭至裡珠不痛不痒此肝臟相传停留風熱而浮宜服墜翳睛之劑

○○墜翳散 青羊胆 熊胆不 青魚胆 牛黄尧 鯉魚胆 射香一兀 各七枚 石决明 共為末麵丸梧子大每服十丸空心清茶下

詩曰 眼中浮翳怎知根 風熱多從肝臟停 次服还睛先墜翳 依然日月兩輪明

九问 偃月翳者何也曰偃月翳者膜如凝脂一边厚一边薄如缺月然其色光白无些瑕玼

此脾肾多受热毒而得之宜服还睛散

诗曰偃月翳苗脾肾中 多虚热毒屡来攻 还睛一服通神剂 唾手便成大功

十问 枣花翳者何也曰枣花翳者眼内周遭如锯齿然四五相合如针刺痛赤色视物

如烟朝轻暮重迎风多泪昏涩不见此胆热所致宜蝉花散

○○蝉花散 川芎一两 黄芩 谷精 密蒙 桑白各二两 菊花 细辛 车前 羌活 甘草 荆芥

石羔 防风 元参 木贼 此十味各一两 蝉退 栀子各三两 赤芍 白蒺利 草决明 大力子各五钱

右为末每平白水煎食后温服

诗曰人名䏶医枣花形 胆热相攻泪结成 一服蝉花良散后 两轮天地眼重明

十一问 白翳黄心者何也曰白翳黄心者眼内四边皆白色惟当中一点色黄大小皆徽

赤色睛上涩润圆了生黑珠上此脏腑相传肝肾停风留热而得之宜肝泻肝

東劑神見第一問

○○瀉肝散 其 郁李仁 荆芥各錢 大黃 炙甘草各錢 共為末每服二錢水煎七分食後溫服

詩曰 白医中心一點黃 朦睛凝結色如霜 須知肝腎停風熱 早起肝家補瀉湯

十二問

黑花翳者何也 曰黑花翳者其狀青色大小皆頭澁痛頻頻下淚口苦 不喜飲食 皆因胆受風熱之毒而得之 宜涼肝丸

涼肝丸 黃連 黃芩 荆介 龍胆草各錢 防風 二月 地骨皮 共為末蜜丸桐子大每服卅丸空心薄荷湯下

詩曰 黑花亂起若蠅飛 禍自勞神并失飢 明者調和涼胆劑 方知有分通良醫

十三問

小兒婦人胎患者何也 曰小兒初生二三歲視物則近看豬睛不快至四五歲瞳仁結白昏暗不見 婦人產後滿目医膜遮睛 遂使血氣累眼 皆因胎中產後受風寒邪而得之 宜還睛散

詩曰 產後風邪胎熱攻 十人妙手九無功 必須緩服還睛散 胎宜消熱產宜消風

十四問 五風變内障者何也曰此珠上青綠紅黑黄色頭痛極甚却無聞去日中如坐昏室

因臟腑多受邪風兼熱而得宜还睛散

詩曰五風内障幾多般 烏綠青紅并黑黄 八味还睛通腎劑 更调臟腑不須忙

十五問 雷頭風何也曰此熱毒之氣沖入睛内常引瞳仁或大或小黑暗不見三光紅色

太陽疼痛兩眼八廓緊痛因上熱下虚汗色遂度而得之宜还睛散

詩曰雷頭風症实堪悲 熱毒風冲兩眼珠 不服还睛無妙藥 三光不見悔後遲

十六問 驚振者被物打撞变成内障日疼夜痛膜繞兩目三光不見紅色亦因撞損眼睛内

衝惡停留而得之宜还睛散

詩曰撞損原由眼受殃 血停内衛痛難当 还睛一服退凝血 復轉瞳仁見太陽

十七問 綠風障者何也曰綠風障者頭旋兩角相牽瞳仁連鼻隔皆痛或时紅里花起或

先左而後右或先右而後左或兩目同發或吐逆因肝肺發熱而得之肝受熱則先左後右肺受熱則先右後左同病則同發宜服羚羊角還睛之劑

羚羊散 家菊 防風 川芎 羌活 車前 川烏 各等 茺蔚 半夏 羚角 細辛 各等分 姜三片 共為末荊介湯下或水煎服

詩曰五風中有綠風生 肝肺之家熱受侵 醫者不能神妙手 先宜羚角次還睛

十八問 烏風障者何也烏風障者眼雖痛癢而頭不旋但漸漸昏暗如物遮隔全無翳障如或生花瞳仁微小因肝有實熱而得之宜瀉肝散方在十一問

詩曰肺受風熱肝經實 烏風障症人難識 瀉肝補腎養天和 兩目真如雲霧什

十九問 黑風障者何也曰黑風障者瞻見黑花飛起與黑風相似若不生津久則五風症候因腎水受風邪熱攻于目而致之宜涼腎之劑即羚角飲是也還睛散亦可用方在十問

詩曰黑花飛起似黑風 腎受邪風熱上攻 頻服羚羊散藥後 肝經虛熱散西東

二十問 青風障者何也曰青風障者眼內不痛不癢頭有微旋 時見黑白青紅綠黃花

起或劳烈特加昏曚因肝臟停留風热而得宜还睛散

詩曰眼内时生五色花 青風障起乱如麻 只因肝臟停風热 一服还睛效可誇

廿一问

肝虚雀目者何也 曰肝虚雀目或时頭痛或时生花潮觀三光似物遮隔年深不治双目必患盲矣因肝腎虚而致宜補肝之劑如遇小兒即作疳醫之方見一问下

詩曰昏矇兩目如蠅飛 眼前邪攻肝受虚 不法補肝為主宰 当盲双目不須疑

廿二问

高風雀目者何也 曰高風雀目者即黄風障也 絶至黄昏便不見物瞳子經年有如金色久則必損不可治也 此肝腎先虚氣血不足而得之宜補肝腎方見一问

詩曰高風雀目自肝虚 瞳子經年坏急醫 頻服補腎通全劑 大一二獲便宜

又方 蒼术泔浸焙干為主將猪肝点食亦好

廿三问

肝虚目暗者何也 曰肝虚目暗者遠視不明眼前黑花子頻頻而皆目赤色痛

如針刺熱淚羞明者因肝虛熱而得之宜補肝散是第一問

詩曰朦朧遠視未分明　花子頻生不定形　肝腎冷時兼氣弱　急忙補肝壯烏睛

廿四問

肝臟積熱者眼內赤腫疼痛怕日淚澁難開或生澁翳赤腫或一目初患或兩目齊患或時痛時好時此因作勞肝膈受熱而得宜决明散

决明散

石决明　草决明　梔子各五錢　木賊　大黃　荊芥各半　白芍　青葙子　右末每服二錢食後服

詩曰　肝經積熱損雙睛　疼痛年深不暫停　或時一發或時好　瀉肝補腎便安寧

廿五問

傷寒熱病後目昏者何也傷寒後昏者大小皆澁痛特痛紅腫或食毒物過多壅熱上冲熱淚交流痛澁難開兼生翳膜菻因肺熱血濫而得之宜服决明散方見第　問下　後以春雪膏點之

春雪膏　硼砂一錢　片腦半　朴硝二錢　右乳末用嘴含湿箸脚點藥入眼中閉霎

时令藥边过闹眼淚出則效
詩曰傷寒病後痛朦朧　血凝肺热一实根踪　一服决明青葙子　依然唾手見双瞳

廿問

混睛者白睛先出而痛迎風有淚闭澁难開或得之事不久復發年深睛变若昏雲單翳雲之狀滿目凝脂赤脉乱横如赤丝絆久則医障必損双睛而难治因肾虚陽氣衰弱腦脂凝结後入睛内而得之宜犀角飲子後磨翳膏点之

犀角飲子　犀角二两　黄芩五钱　白附子下　麦冬下　車前　羌活各五钱　右末每二钱食後服

磨翳膏　靛青末　冰片末　藜芦一两　右末点之

詩曰試問混睛根蒂因　腦脂閉断成瘀　磨翳膏兼犀角飲　會教双目得安和

廿一問

胬肉扳睛者何也曰胬肉扳睛者兩眥紅邊胬赤膜漸生未過瞳仁者易治兩壓生來如合蟬然急宜治之若待医膜過珠不可治也亦因肺热一肝虚肝壅

血凝而浮之宜服瀉肝 點磨醫膏 方見前問

詩曰肝觸風邪血便凝 致令紅肉膜侵睛 涼肝瀉肺對服 更辭勞酒絕苗根

廿八問

兩眼粘睛者何也曰即爛風也雙目赤爛瞼翻突起 與睛半廢 血粘滯睛內隱澀難開經年不好或痒或痛因脾家風熱相縈而浮之宜消風散後以祛風散洗之

消風散 茯苓 川芎 荊芥一兩 甘草 羌活 人參 殭蠶 防風 蟬蛻 藿香葉各一兩 陳皮半 為末茶清調下又煎白皮湯亦可

治癃歸 石蓮 防風 羌活 甘菊 川芎 當歸 白芷 羚角 大黃各半 甘草半 右

一服加蔘茶 再煎一服 祛風散 蔓荊 五倍子 等分 煎湯洗之

詩曰兩目粘睛皆不離 赤爛時時紅似脂 雖教開時開不得 急須洗點與涼脾

廿九問

膜入水輪者何也曰膜入水輪者黑珠上瘡積 好其根不沒 入水輪卻似針刺般蓋光絕終難治也此因肺臟熱毒上沖而浮 宜服瀉肺散

宣肺散 桑白皮 麦冬 等分 每服二钱 水煎

詩曰 肺臟多因热毒冲 致令膜入氷輪中 若能頻服驅風藥 免得朦朧黑医攻

廿一問

銀針翳者何也 曰 銀針蓮者 班瘡患後 忽生瘀膜侵睛 痛难開合 經久白色如銀釘入黑睛 二不可治也 此因肺脾腎經滞留風热毒而得 宜服四順清凉散

蔓荆 荆芥 苦竹葉 甘草各等 卮子下 薄荷少許 為末 每服二钱 水煎服

詩曰 釘医如銀入眼睛 正看白色似銀丁 一服清凉飲子後 更加忌慎見者明

廿二問

黑翳如珠者何也 曰 黑翳起者黑珠上 状若小黑大荳 疼痛淚出 切不用点藥 此腎氣水輪而得之 宜羚羊補腎之劑 見十七問 第乙問

詩曰 黑医如珠若滴蹤 風邪毒向腎經中 若能補腎和肝瀉 百個之中盡見攻

廿三問

花翳白陷者何也 曰 白翳遶旋瞳仁 点点如花 白鱗砌之状 此因肝肺停積利热

而浮之又因食热物而致之宜服羚羊之剂方見十七问

诗曰翳生睑内阴沉沉 除去风邪肝肺经 若请根源何脏得 内轮恶血气相侵

廿三问

冰瑕沉翳者何也曰里水内横沉瑕如盘青色隐在水轮似有似无时之病楚此同瞖

虚五脏受热而浮之宜服清凉散方見三十问

诗曰黑睛横点似青罗 四野沉沉光自多 根深透入乌珠内 急须点药即消磨

廿四问

玉翳浮满者何也曰玉翳浮满者里一珠上浮玉色不疼不痛透根不红因肝胆

受邪而浮宜还睛散 磨翳膏点 方見前

诗曰玉翳浮满根不明 白膜如膏缠黑睛 若知用药治胆肝 方見云开日月明

廿五问

痛后生翳者何也曰其眼内时見银花撒睛昏暗浮翳如凝脂色而久则潮生

膜后则乱遮睛若此者难治曰肝脏虚血凝（滞）而浮宜服加味四物汤磨翳膏点

四物湯加味 熟地 當归 川芎 赤芍 防風 荆芥 等分為散 每二錢水煎一盞再入生地汁少許去渣温服

廿六問

詩曰 時見銀花轉睛時 眼中浮翳若凝脂 百樣祈求俱是假 一錐命在九難命

順逆生翳者何也 曰睛瘀潤出 怕日羞明 上瞼生者為逆難治 下瞼生者為順易治 此脾肺虛熱 致傷肝膽而得 宜宣肺散 磨翳膏 方俱見上

詩曰 翳名逆者甚難治 順者原來根易枯 宣肺刺兼肝膽藥 双睛不必另求医

廿七問

鷄冠蜆肉者何也 曰瞼內生瘡 大小皆赤 或黑或青 翻瞼看之 但瀉怕羞明 一痛難 繫此脾虛血滯而得 宜決散 方見廿五問

詩曰 鷄冠蜆肉瞼生瘡 青黑原來有兩般 解治肝經風熱去 双瞳依旧自康安

廿八問

瞼生風粟者何也 曰兩瞼上生瘡如粟米大 漸漸大如粟粒 或赤或白 不甚疼痛

堅硬或痒痛隱澁難開此脾受热毒致肝壅瘀而得宜消毒散

消毒散　大黄　大力子　甘草　荆芥　为末每一钱水煎服

诗曰　两眼疼痛澁難開　此病根從脾毒来　点了玉輪如粟大　瀉氣除毒始安哉

廿五問

胞内凝睛者何也曰眼胞内皮壅浮腫起高如桃李常出热泪如膏粘贍怕日羞明宜敷消風散芪州膏点之消風散方見廿六問

芪州膏　羚角　胭一枚　斂蓼研和加珍珠少许研煉成膏食後卧起抄少许口内含咽六次以少许点眼妙

诗曰　两瞼浮壅腫不開　热氣淚積並成災　如膏粘贍羞看日　豁除瘀血藥相陪

廿六問

漏睛濃出者何也此皆肝经结成瘡流出濃汁或如流水粘睛上下不痛仍医膜时之流濃似泪傾出不得安寧此因心氣不寧脾热風毒流入瞼中停留不

解而得宜服白薇散以千金宝绿膏点之

白薇散　白薇　防風　白蒺　石榴皮　羌活各等　為末粉糊為丸每二十丸白滚湯下

宝绿膏　甘石末　辰砂　雄黄　輕粉　各等　熊胆随用　右末熊胆和成交郎研作成如馬尾細線長三寸許治漏濃时即将藥線刺入大眥孔下臉生眼竅孔中侵晨入間取出去濃再換藥線至晚再去出再入三日為度

詩曰　原因風热臉中停　凝结似濃如傾　祛毒除風無别病　千金膏绿精双睛

四十一問　蟹睛疼痛黑珠上高如大豆之狀疼痛难忍因五臟受热毒所致　方見前　切不可用點

詩曰　忽然病起黑珠高　五臟風臨热毒潮　水輪若保还如故　決明一服得便饒

四十二問　突起睛高者何也曰突起睛高者睢为睛突忽然而起兆看瞳仁不明痒澁疼痛因風毒流注五臟不能消散热極而得之宜瀉肝散祛風散治之　二方並見前

詩云　哭睛原是黑睛珠　犯着瞳仁痛不時　肝胆結毒宜調理　急須先藥瀉肝胆危

四十三問　起喎偏者両目何也　起喎偏者両目偏風牽引喎斜斜〻泪出　宜服消風昔散　用荊芥湯下　方

見二十八問

詩云　風生眼目有喎偏　肝虚胃熱痛相煎　急宜用藥祛風毒　不然生翳切難痊

四十四問　倒捷拳毛者何也　曰　倒捷拳毛者眼泪涓〻而出　医膜漸生　下藥不愈　多年不安　眼皮漸急　倒睛難開如刺　疼痛且澁且痒　瞳仁不安　此因脾胃受風熱毒　致令澁血而得　宜瀉肝五〻退劑

三拳毛点〻　瀉肝散方見十一問

〇〇五退散　蟬退　蛇退　猪蹄退　荊芥　川山甲　川乌　粉草各等　蚕退一分　右為末

每服二钱　水煎服

〇〇拳毛丹　硼砂　石蟹　各等　雄黄二分　右為末　紙羅過　点眼沿上四角　先用甘草

杏仁煎水洗八九次　詩云　倒捷拳毛者刺兩边　常〻將手去磨眩　祛風散毒

涼脾胃更求是慎必安然

四十五問　風牽瞼出者何也風牽瞼出者其上下兩瞼俱赤而或翻赤一瞼者若患年深而兩瞼俱赤不可治也此因脾受風毒宜五退之劑治之

詩云風邪兩瞼忽然翻　初時風毒在肝間　須用五退涼脾散　神手依然治不難

四十六問　神祟疼痛者何也神祟疼痛者眼必内忽而疼痛　如刺如炙太陽掣痛早輕晚重泪出羞明此因心脾三焦積熱而得之宜瀉肝決明之劑治之　方見前

詩云神祟疼痛禍非輕　根向三焦熱積停　一服瀉肝決明散　太陽穴痛自安然

四十七問　旋螺突起者何也曰旋螺突起者烏珠上疼痛生瘀突起而赤似旋螺之狀因腎虚熱風毒相纏熱氣沖珠腦脂澂結而得之宜通肝決明之劑治之　方並見前（決明散方）

○○通肝散　山梔　只殼　白蒺炒　各等　車前子　大力子　甘艸少　右為末每

手 苦竹葉煎湯調服

四十八問

詩曰 旋螺忽患医难磨 疼痛悠悠若奈何 肝臟火因風热毒 十人收手九难医痾

鶻眼凝睛者何也曰鶻眼凝睛者輪硬突出兩瞼不能回轉遇此者难治此因五臟上热下虛

既致宜天门冬飲子七味瀉肝之劑治 瀉肝方見前

○○天门冬飲子 天冬 茺蔚子 知母 各两 五味子 防風 各两 茯苓 羌活 各半

右為末每服二钱水煎

詩曰 五輪内硬难開合 鶻眼凝睛空裏煎 欲識根源难療治 小児天吊夾風連

四十九問

鹿轤轉睛者何也曰睛藏上下瞼周回不定中央蓋因筋脉上注而滯之最為难

之症宜服天門冬瀉肝之劑 方見前

詩曰 上瞼中藏下瞼藏 周回不肯定中央 可怜清净难观看 妙術空誇下手良

五十問

被物撞打者何也曰此目睛忽被撞打疼甚瞳仁驚傷昏暗朦〻澀則終身喪明決不可治也此因瘀血流停眼眶而得之宜決明散黃連膏點之

地黃膏 生地黃 生薄荷 生百葉 生土當歸 朴硝 不拘多少研爛貼兩太陽兩穴

詩曰 驚珠痛目最難當 四圍浮腫洞汪〻 研爛地黃貼眼表 障膜侵睛也不妨

再若打出眼珠脫〻寸者以手掌心捺進珠不用洗血先服除風湯壓熱湯

再用生地酒浸搗爛以薄絹包封臉上日換三次封著待臉上瘀盡方鐮洗出惡血點清涼膏

除風湯 防風 車前子 藁本 細辛 五味 黃芩 川芎 桔梗 各等 每服水煎

壓熱湯 大黃 黃芩 人參 知母 麥冬 甘草 各七分 每二十水煎

五十一問

撞刺生瞖者何也曰撞刺生瞖者被物撞刺瘀怡稍遲者使血停積瘀睛珠瞼嘴之間久則安生瞖膜遮睛不宜鉤割先服人參退瞖湯次服茺蔚子湯即愈

○○人参退翳湯 人参 黒参 茯苓 黄芪 五味子 羌活 細辛 車前子 各一兩

每服錢水煎

茺蔚子湯 茺蔚子兩 防風 川芎 桔梗 人参 知母 各兩 菖蒲半 白芷 各等分 每服錢 飲湯調下

詩曰 物撞睛傷瘀血停 久生瘀膜漸遮睛 人参退翳湯先服 再加茺蔚便痊平

五十問

血灌瞳仁者何也 曰因物撞着赤腫疼痛難開 致使三焦壅熱 故積灌瞳仁 久

則失明 先服止痛没藥散 次服墜血明目丸 點以摩硃砂定痛膏

○○没藥散 血竭 没藥 各二兩 大黄 芒硝 各兩半 每三錢水煎

墜血丸 石決明 川芎 五味 知母 山藥各兩 細辛 人参 各兩半 為末蜜丸

每卅丸茶下 又方赤腫痛者 龍胆草 梔子仁 川連 各兩 大黄 當歸 各半

酒水各半 每服錢 睛痛者冷服 不痛者溫服 不拘時 若只灌仁不腫不痛 点上捲簾

散服元參地黄散

○○元參地黄散　生地　元參　蒲黄　黄連　甘草　黄芩　大黄煨　各五錢　升麻〤　水煎服

若灌瞳仁如針刺又生瘀膜視物不明宜通血散

通血散　生地　赤芍各兩　川芎〤　粉草錢　荆芥　防風　當歸各兩　蜜丸彈子大泉下

鉛捲散簾散　若血瘀包睛乃心經熱壅上下瞼有瘀血以手法去之鉛捲簾散服

治血湯　黄芩　防風　甘菊　梔子　赤芍　白蒺　甘草　大黄各兩　連翹二兩

薷朴　薄荷　吉更　各丹錢　益字　水煎七分服

若室女婦人血灌瞳仁或因月經過期或因月經不行使血逆流而注于目烏睛上

如血灌甚則烏睛突肉起若血瘀包睛治之宜通經破血藥使經脉調順其根瘀

膜不盡服破血湯

○○破血湯　生地　歸尾　赤芍　川芎　連翹　黄芩　蘇木　紅花　黄連各八分
家菊　木賊各分　甘草半　羌活　元明粉　刘寄奴　大黄各分半　每服五錢　將陳酒下
若依期行經太多眼痛昏睛是血虛宜補血當歸湯
○○補血當歸散　歸身　熟地　川芎　菊花　車前子　吉更　大黄　白术　防風　細辛　白芷　茯苓　蔓荊　羌活　各分　甘草五分　水煎服
詩曰　三焦積熱血侵睛　直灌瞳仁病源深　數様病依調理過　服通方莫亂行

五十二問

眯目飛塵者何也　答曰　此飛塵入眼　粘貼眼皮　睛上疼痛　攀澀閉不开　人物治之　須用綿裹針于眼皮括去塵物　方點藥　不然疼痛日久　則肝膈发热　心家带損　漸生医膜　先服車前散　次服寧心丸
○○車前散　車前　五味　赤芍各分　細辛　元參　茯苓　人參　大黄　吉梗　每二錢　水煎服
○○寧心丸　澤瀉甘草　菖蒲甘草　山藥　人參　茯苓　遠志　知母　防風　熟地各分　為末　蜜丸　每服卅丸　空心茶下

五十六問　天時赤眼者何也　曰此因時氣流行急然腫痛淚出鼻塞或輕或重左右相傳而瞎不宜鎌　洗宜服瀉肝散　洗眼散

○○瀉眼散　知母　黄芩　桔梗　細辛　大黄　茺蔚　羌活各等分　爲末每二錢茶調下

○○洗眼散　黄柏　甘草　細辛　防風　石末　每二錢水一鍾煎熱日洗二三次　又方

赤眼暴發疼痛不可忍以姜切片擦身及上下眼胞兩太陽擦之再服出汗藥明目驅風散

明目驅風散　升麻　羌活各一錢　川芎　防風各一錢　陳皮去白一錢　麻黄一錢　白芷　蒼朮各一錢　乾葛二錢　蟬退七個　甘草一錢　吉更一錢　姜三片　葱三根　水煎服　睡被蓋出汗　復煎併之出汗

再服川芎　當歸　赤芍　生地　只實　黄連酒炒　黄柏　黄芩俱酒炒　甘草　菊花　防風　蔓荊子　藁本

惟大黄看人大小虚實肥瘦加減　待藥煎熱方下水煎　食後服　輕者只消三帖

重者不過九帖　如胞重敷立應散

立應散、　草烏　川芎　白芷　南星　當歸　羌活　半夏　地龍　等分為末　每怡子　男用姜汁

塗敷眼畔　小兒用地黄汁　塗眼畔　点藥冬用珍珠散　夏用祛毒散

如发燥肿痛氣升上不能下者用附子一亇官桂子為末用麪糊调塗脚底心间
其根先已害遇今忽受热或脑怒或酒色過度俱发肿痛服菊花洗心散
初怕架黄亦是人用点搽簾散如有胬肉扳睛点三才散
暴眼暴赤肿沙澁难开俱虚人服人参败毒散　如发热内点搽簾散

人参败毒散　人参　前胡　羌活　吉更　只壳　薄荷　柴胡　半夏　独活　陳皮
当归　茯苓　干葛　黄連　甘艸　右等分姜三片水煎
如眼肿痛及俱虚服药不退者服黄敗毒散

黄連敗毒散　黄連　黄柏　知母　黄芩　独活　羌活　生地　当归　薄荷　人参
服　蒼术　甘艸　防风　連翘　吉更　黄芪　陈皮　右等分姜三片水煎
桑白皮　元参　升麻　防风　甘菊　黄芩　金覆花

珍珠散白珠赤肿疼痛不止乃肺经壅热毒上攻服　只壳　杏仁　赤芍　甘艸　姜三片　水煎　点珍珠散
眼珠痛不可忍点珍珠散服　防风　白芷　羌活　各七卜　白芍　当归　熟地　川芎　各二钱水煎服
眼睛眉接骨痛不可忍点珍珠散服退奇毒汤　大有神效

選奇湯 防风 羌活 各钱 甘草 半 夏用生冬用炙 黄芩 酒炒 冬月不用热甚者用 每钱水煎

眼珠及連稜角作痛頭半边腫痛 吉更 香附 各钱 甘草 半 每服钱 茶下 則痛减四五日痛住 点珍珠散

五十五問 赤眼生醫者何也 曰此乃时眼纏綿不愈常赤腫泪出或痛或痒因出外太早致风入眼

積热在胃膈之间凑理眼眩赤爛久則漸生醫膜遮蔽瞳仁或暴发赤眼卒然生醫其頭如

豆渣形象宜洗肝散次服鎮心丸点去醫 經驗丸

○洗肝散 羌活 防风 芒硝 大黄 黄芪 各钱 黄芩 充蔚 吉更 元参 各钱半

○鎮心丸 羌活 人参 山药 石决明 五味子 细辛 菖蒲 茯苓 車前子 各钱半 為末 蜜丸

每卅丸茶下 如目内極腫眼胞点药不退或眼上胞甚硬下胞極硬腫如石頭 名為眼丹 敷

黑神散敷 粉草 半 皂丸 半 先研粉草篩过 同皂丸研極细 用芸汁根 调塗眼上 如眼内赤

红点药不退 甘草 皂丸 各钱 水煎洗眼

五十六问 為胎氣赤爛以疮宜服消凡述睛二散

祛毒散 蜂房半 去砂兩 細篩過 硃砂五分 冰片五分 乳香 没药各三分 雄黄一分 取飛為粉 時服亦好

五十七问 風氣瘀疾 此宜服五退散

五十八问 風冲淚出者何也 目淚通于肝 肝虚則淚不能收 肝属木 凡樹樹則悲鳴 故肝虚風冲則淚出焉 然初患冬月淚多 夏月却少 久則冬夏皆然 宜服細辛丸 充蔚散 煖肝湯

○細辛丸 細辛 防凡 各二兩 熟地 茯苓 五味子 人参 山药 地骨皮 各兩

右為末蜜丸 每卅丸茶下

○充蔚散 充蔚子 黄芩 藁本 五味 防凡 川芎 知母 細辛 各半 水煎

○煖肝湯 五味 防凡 細辛 藁本 各兩半 熟地 黄芩 人参 山药 知母 川芎 茯苓 各兩 每服水煎

五十九问　暴风客热者何也　暴风客热者忽然白睛红胀遮包黑睛或疼痛泪出难开也

因受风不散久则蕴热攻目以致此疾　先宜泻肺散　次服补肝丸　合用搜风煎点之

○泻肺散　羌活　元参　黄芩　地骨皮　桔梗　大黄　芒硝　各等分为末　各呷　水煎服

○补肝丸　藁本　白芷　车前子　细辛　天麻　防风　石决明　各等分为末　服二钱　米汤下

○搜风煎　黄柏　防风　秦艽　黄连　细辛　木香　各等分　薄荷少　右为末　水一中浸一夜去渣　葱花子　蜜用熬膏点之

六十问　脸硬睛痛　见五十四问下

六十一问　痛如针刺者何也　目无疾头疼泪出难开常如针刺　是心经潜伏毒风壅热在肝膈中　久则渐生膜遮睛　宜洗心散　用硃砂止痛膏点之

大黄　黄连　桔梗　防风　荆芥　知母　黄芩　元参　赤芍　当归　为末每服二钱　茶下

六十問

痒極痛甚者瞳睛仁連嘴頭皆痒不能收斂此因清淨肺受風熱而致之宜服豬川烏炮煨羌活防風各分川芎荊芥各錢每錢薄荷湯下亦是肝經有風荊芥防風蔓荊菊花甘草香附蒼朮白芍石決明各等分爲末每錢綠豆湯下日服三次亦可煎用 綠雲散目點五次 痛極而增寒者乃氣衰而血盛宜服茯苓湯 白朮湯

○茯苓湯 附子人參熟地羌活枳殼茯苓白芍各分每五錢水煎服

○白朮湯 白朮川芎蔓荊白蒺沒藥黃芪五味菊花各分甘草半每四錢水煎

痛極而作熱者乃氣多血少宜瀉肝散

○瀉肝散 黃連赤芍當歸連翹荊芥大黃薄荷各分甘草半每四錢水煎

眼目痛而夜不痛者蓋晝則陽勝生是陽氣緣也宜洗心散

夜痛而日不痛者蓋陽動陰靜血歸流注于陰是陰毒盛也宜撥雲散

○撥雲散 蒺藜炒 荊芥 甘草 赤芍 生地 防風 蟬退 當歸 密蒙花各等分 水煎 可點珍珠散

六十三問 坐起生花者何也曰坐起生花前去計痛只是久立久坐起動則頭目昏暗日輝則眼黑花亂出良久乃復此因肝腎俱勞心虛熱氣攻下使然也宜鎮心丸 若眼有黑花紛紛如飛蛇者服朱苓湯 ○○鎮心丸 銀液 川芎 細辛 石決明 蒼朮 各分為末蜜丸空心服三十丸茶下 朱苓湯 朱苓 茯令 澤瀉 滑石 阿膠 各等分水煎

若飛起坐而早晨昏者是頭風攻注于目宜蒺藜散 點撥雲散

○蒺藜散 茯苓 石決明鹽水浸炙 羌活 甘草 防風 川芎 當歸各分 蟬退 蒼朮各分 [illegible] 水煎

日中昏者是心勝肺虛或渾身發熱而昏花宜服生姜 南星 硃砂等分為末 蜜 姜湯下

若夜昏者乃膽指風穴以致曉而昏宜灸風府穴

眼常昏者宜瀉肝補腎散 當歸 白蒺 荊芥 羌活 蟬退 各两為末服二錢 日服三次

眼不能遠視而能近視者陽氣有餘陰氣不足乃血氣虛血而氣勝也氣勝者腎火有餘宜地菊丸 熟地 焙干四两 只殼 二两 天冬 去心四两 家菊 一两 為末蜜丸茶下 地黃天冬杵膏焙干則有力矣

不能近視而能遠視者宜人參定志丸 遠志 去心 蒲黃 各一两 茯苓 人參 各三两 為末蜜丸硃砂為衣每服七丸茶下 視遠不明如蠅飛者服補腎丸 或腎臟氣耗水不能上升以致眼目昏暗視遠不明漸成内障宜當歸 二两 茯苓 八 枸杞 九两 陳莖 青鹽 十两 三两 兔絲子 酒浸 為末蜜丸服 其腎經虛冷水不能升火不能下降潤陰致令眼痛澁昏時 宜川芎 天麻 川烏 石決明 荊芥 烏藥 黑牽牛 當歸 各二两 蜜丸朱砂為衣薄荷湯下

六十四問

瞳仁干缺者忽然疼痛難忍遂令瞳仁干缺兼以坐卧不安上下常長頁不正難便三光火降俱損皆因肝經熱極腎家虛敗而成之先服瀉肝散後服補腎丸

○瀉肝散 黄芪 麦冬 知母 黄芩 元参 充蔚子 地骨皮 各一两 每服三钱水煎

○補腎丸 人参 熟地 各一两 泽泻 山药 菖蒲 各二两 密丸 空心塩湯下卅丸

六十五問 黄膜上冲者何也 曰此患因（赤膸）出眼白下边漸生黄膜衝上烏睛遮滿瞳仁 因臟風冷胃家熱極而得之 宜鎌刈法 服通脾散收功 並以曾春膏

通脾瀉脾散 芫蔚子 麦冬 防風 大黄 知母 黄芩 各一两 每服五钱水煎

曾春膏 魯麦 细辛 秦皮 白芷 各一两 龙脳 乳香 各半钱 阿魏 木香 各一钱 為末水一升浸一夜去渣熬至半中入密一斤再熬至滴水成珠 以罐貯之 每一丸用水调点

六十六問 赤膜下垂者何也 曰此眼初患时赤膸腫痛 久則烏睛上边漸生赤膜垂下如红霞之像 蔽盖烏珠 此因五臟風熱而得 宜服修肝散 梔子 薄荷 防風 赤芍 蓮翹 蔓荆子 羌活 当帰 麻黄 黄芩 各一两 甘草 五钱 大黄 倍用 一两 后青 一钱 服六钱水煎 後服

六十七問

清涼散 前方除蒼朮 防風 麻黄，就是 点當用三才散 掤開上皮 壓下七次

去瞙盡 点捲簾散方 汪若眼內赤瞙流天眼膜不見三光者用威灵仙木賊各分 煎濃

汁去渣煮硇砂半 臨睡時以筆蘸点約一分重 掤開眼皮 掃在珠上 次日將簪

括去瞙盡為度 如不盡再点一次 無有不盡也

小大眥赤者何也 曰心者五臟六腑之主 心屬火生土 土實則心虛 熱攻小眥赤脈通睛

宜先瀉其脾實 後補其心虛 瀉脾散 黄芩 芒硝 車前 桔梗 山梔 等分 每三錢 水煎 人

參定心丸 人參 黄芪 天冬 菖蒲 遠志 桔梗 丹砂 各等分 官桂減半 為末如豆大 白茯苓湯下

心家極熱攻大眥赤脈通睛 宜洗心散 三黄丸 肝連丸 〇〇 洗心散 當歸 甘草

大黄 赤芍 荆芥 薄荷 麻黄 各等分 水煎 每日三次 〇〇 三黄丸 大黄一兩 黄連一兩

黄芩一兩 蜜丸 肝連丸 宣連一兩 白羊肝一付 羊肝勿令下水 以線結定 總肋吊

高處晒干血輕輕刮去外皮膜將板樁成粉筋膜不用宜連研末以末粉和為丸每五十粒米湯下点捲簾散亦可

六十八問 白膜浸睛者何也曰白膜常赤皆肺之熱也肺屬金肝屬木肝受肺之邪熱欺尅故四圍斷有白毛名白膜侵睛宜瀉肺湯以洗肺之邪熱後服蒙花連翹散

瀉肺散 桑皮 吉更 黃芩 芒硝 骨皮 知母 黃柏各分每服一錢水煎服

蒙花散 車前子 連翹 蒙花各分 菊花 蟬退 桑白皮 蒺藜 骨皮 木賊 石決明各分 青箱子分 為末每服一錢水煎 茶下 其白膜及眼膜厚者用三才散每日点膜根上七次膜去盡点捲簾散日三次清其目服連喬散 ○ 連喬 朴硝 黃芩 枝子 俱炒 薄荷 等分為末蜜少許與水同煎一盞服之

六十九問 小兒睛疼者何也曰小兒睛疼者小兒目赤如腫似李桃睛痛如針刺者是肝受熱

而致之宜杏仁十枚用含去皮尖細嚼以綿裹汁入眼其痛即止小兒胃熱眼目作痛藿香七分 枝子五分 甘草七分 防風五分 石羔季 蜜拌微炒為末每二分水煎

七十問

痘風者何也曰男女出痘之余出外太早為風邪所侵故兩目赤爛又有痘疹入眼者何也曰此因痘疹不之治餘熱未盡毒氣俱結肝上充眼目致使腫痛羞明怕日淚出不開初覺即宜清涼散 防風 黃芩 元參 大黃 黃連 茺蔚子 菊花 芒硝 木賊等分每二分水煎 小兒痘疹毒氣上攻眼生瘀膜及下痢赤白宜只殼散 只殼 草果 荳叩 黃連 當歸 等分水煎 若痘瘡入眼口乾舌燥忽生瘀障及用黃芩 升麻 枝子仁炒 蕤仁去殼 黃連 甘草 靈仙 各五分水煎服 若痘已入內瘀障或壅遮淚多用谷精十分 生蛤粉二分 為末 豬肝以竹刀切和药入礶 礶內水煎服。若痘疹入眼及生瘀除用通奇散 白菊 谷精草 綠豆皮 各五分 每歲用十以干柿一枚將粟

米泔一盞煎候泔干即以拆去核日食三五枚近者旬遠者半月見效 又痘瘡
入目后以兔屎焙干為末不拘飯菓等物件拌入食之待瘡安方可点珍珠散
若痘瘡入眼半年内者可治一月取效猪懸蹄湯甲兩入罐内盐泥固濟煨存性
蟬退一兩 羚角一兩 為末三錢者服子猪肝湯下一年外者難治若痘出之時患其眼目
則眼隙漏漏矣或上皮淚流水不止者或眼同流泪漏眼裡流水不止者俱用三稜小針撥
破方員血出用韭菜灰漏眼裡於下皮漏眼之按入灰將些小膏藥光封固四次
即愈宜服人參烏藥湯人參茯苓川芎荊芥羌活烏藥薄荷甘草當歸
半夏細辛獨活白芷等分葱白生姜汁又入湯内服此藥不問男女即安忌生
等物用胃散趕糊為條如寸長如䌷繩大晒干插入漏眼内角日換三次
十日漏管自出有一寸長其漏口不俫樂四五日不出之後内即愈 小兒出疹

七十二問

瘡眼內有雲翳，用輕粉、黃丹各二分，以竹筒吹入耳內，左眼吹右耳，右眼吹左耳，即退。

睛生贅子痛眼者何也？曰：痛眼者，其初患因食乳多，或食菓子多，食熱物過多，致脾臟生病，上攻眼，生疼痛，淚出不開，烏珠上生黑翳，珠子以次變白。宜先服除熱飲，後服五疳丸。○除熱飲：大黃、防風、知母、黃芩各等分，元參、茺蔚子、菊花、木賊各等分末，每一錢，水煎服。○五疳丸：胡黃連、牛黃、夜明砂、蜜陀僧、綠礬各等分為末，用棗肉丸，每三十丸，空心米飲下。○小兒疳蝕眼，患怕日羞明，或為傷生熱也。各等分杏仁、防風、甘草、赤芍、枳殼各一錢，當歸一錢半，為末，每一錢，黑豆、甘草煎湯，去渣送下。若疳赤爛，苦參、防風、元參、蔓荊、龍膽草等分為末，豬肝糊丸，量大小，服清茶下。又小兒斑瘡入眼者，乃胎毒也，用蒺藜麵炒、炙甘、防風、羌活為末，每一錢，水下。點珍珠散。又方：硃砂、冰片、射香各一分，研末，用水浸片時，調滴耳中。又方以水

白象牙磨至根小澄清水点眼排雲神效 小児不問隊淚或眼上胞有排瘡
或紅腫或有風爨俱用手法去之至瞙者点綠雲散 小児吐泄眼目生暈
川芎 炮甲 蛤粉炒黄 為末每一錢以精猪肉牙生切開入藥在内扎定米泔水煮干食後服

七十二問

青盲者何也青盲者其目昏暗三莫辨皆因腎水枯肝元熱也宜服陽肝補腎之劑 方見前 每問似要相符

捲簾散 甘石一兩 翠白一錢 金錫一錢 氣氣二錢 胆凡四錢 射香一錢 明凡一錢 銅青四錢 石蟹一錢
没藥三錢 青鹽三錢 雄黃三錢 蕤仁一錢 硼砂 牛黃 白丁香各三錢 輕粉 枯凡各一錢 水粉 元明粉各三錢

佳痛珍珠散 甘石一錢 硼砂一錢 射香三分 孩兒茶四分 氷片 珠砂一錢 血竭四分 先將製过甘石放在屋上日收夜露七宿点之住痛

三才散 川山甲炒黃末一錢 硼砂一錢 人指甲炒黃末一錢 已上三味俱用一分捲簾散一錢可点輕脹瞙加人言一錢
明凡一錢為末將凡一錢先入窩内再入人言一錢上用明凡一錢蓋之上下火煨烟盡為度
取起溶成一片入鯉胆汁内浸透焙干為末用毫 入前藥内以成三才○另方眼睛

痛十分，並宜生薑汁調白凡(礬)貼眼胞上，痛止。

眼科心法要訣一

上卷

微黑風有餘不足歌　十三
十四　烏風有餘不足歌　十五
青風有餘不足歌　十六
十二　圓翳歌　十七
十三　冰翳歌　十八
滑翳歌　十九
十　澀翳歌　二十
下　浮翳羽　廿二
上　沉翳歌　廿三
枯翳歌　廿四
散翳歌　廿五
偃月翳歌　廿六
白翳黃心歌
上　廿七　黑水凝翳歌
廿八　棗花翳歌　廿八
雷頭風歌　廿九
卅　驚振內障歌
卅　小瞳人乾缺歌　卅一
雀目歌　卅二
高風內障歌
卅三　胎患內障歌　卅四

卷下

外障總名歌 廿六
瞼鞕睛疼歌 廿七
蟹睛疼痛歌 卅
鷄冠蜆肉歌 卅三
漏睛膿出歌 卅五
胞肉膠凝歌 卅八
黑翳如珠歌 四十

扶暴赤生翳歌 廿六
赤膜下垂歌 廿九
旋螺尖起歌 卅一
神祟疼痛歌 卅三
鶻眼凝睛歌 卅六
兩眥赤脉歌 卅九
釘翳根深歌 四十一

於血灌瞳人歌 廿八
黄膜上衝歌 廿九
努肉攀睛歌 卅二
突起睛高歌 卅四
倒睫拳毛歌 卅七
花翳白陷歌 卅九
風牽喎僻歌 四十二

冰瑕翳深歌 五十二
膜入水輪歌 五十四
逆順生翳歌 五十五
混睛歌
痛如針刺歌 五十七
風赤瘡痍歌 五十八
肝虛積熱歌 五十三
天行赤眼歌 六十

兩瞼粘睛歌 五十三
風牽瞼出歌 五十五
被物撞破歌
眼癢歌 五十九
暴風客熱歌 五十八
因他患後生翳歌 六十三
小兒青盲歌 六十

玉翳浮滿歌 五十四
瞼生風粟歌 五十六
撞刺生翳歌 五十九
衝風淚出歌 五十八
傷寒熱病後患目歌 五十三
脾生痰核歌 六十五
臟（腑）風赤爛歌 六十

疱瘡入眼歎 六八 轆轤轉関歎 六九 小児生贅歎 六九
小児爛眼歎 七〇 小児通睛歎 七一 眯目飛塵飛絲歎 七一 七二

補遺

能遠怯近歎 七三 能近怯遠歎 七三 瞳神散大歎 七三の
瞳神縮小歎 七四 乾澀昏花歎 七五 白眼痛歎 七六
女子逆経歎 七七 行経目痛歎 七八 妊娠目痛歎 七八
産後病目歎 七九 附外治方 八〇至八二

眼科心法要訣

目睛原始歌

天有日月陰陽精。人有二目藏府精。象精之竅為之眼。肉精上下兩胞名。血精兩眥氣精白筋精為黑骨精瞳約束裹擷繫系屬腦。目精原始要詳明。

註 天有日月猶人之有二目也、天之日月乃天之陰陽之精而為之也、人之二目亦人之五臟六府之精上注於目而為之也、故象精之竅為之眼也、肉之精為上下胞也、血之精為兩眥也、氣之精為白眼也。筋之精為黑眼也。骨之精為瞳人也。約束裏擷氣血筋骨之精，其系上屬於腦，不可不明。此目睛之原始也。

五輪之圖

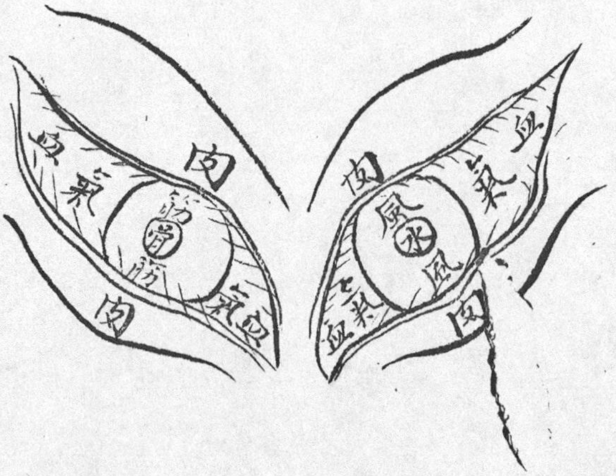

肉輪屬脾主肉。

血輪屬心主血。

氣輪屬肺主氣。

風輪屬肝主筋。

水輪屬腎主骨。

五輪所屬部位歌

五輪肉血氣風水肉輪兩胞血輪眥氣輪白睛風輪黑水輪瞳子自當知

註五輪者肉輪血輪氣輪風輪水輪也謂之輪者目睛運動如輪之意也上下兩胞為肉輪內外兩眥為血輪白睛為氣輪黑睛為風輪瞳人為水輪此明五輪之部位分屬五藏也

二

五輪主五藏病歌

胞。為脾病、胃主。心、肺。白、肝。黑、腎。瞳。人、五輪為病主五藏。寒熱虛實隨證參。

注 胞、為肉、輪。主脾、病也。內外二、眥。為血、輪。主心、病也。白、睛、為氣、輪。主肺、病也。黑、睛、為風、輪。主肝、病也。瞳、人、為水、輪。主腎、病也。五輪之病。五藏主之。其寒熱虛實。當隨所現之症。而分之也。

八廓之圖

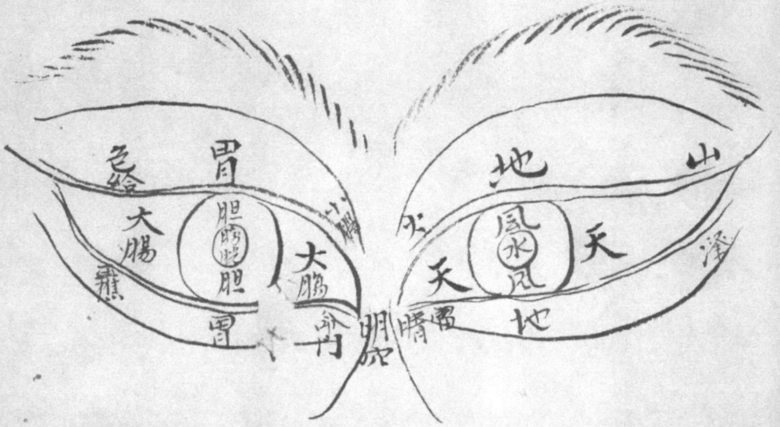

○水廓屬膀胱○又名津液廓○ ○風廓屬膽○又名養△化廓○ ○天廓屬大腸○又名傳△導廓○ ○地廓屬胃○又名水△穀廓○ ○火廓屬小腸○又名抱△陽廓○ ○雷廓屬命門○又名關△泉廓○ ○澤廓屬三焦○又名清△淨廓○ ○山廓屬包絡○又名會△陰廓○

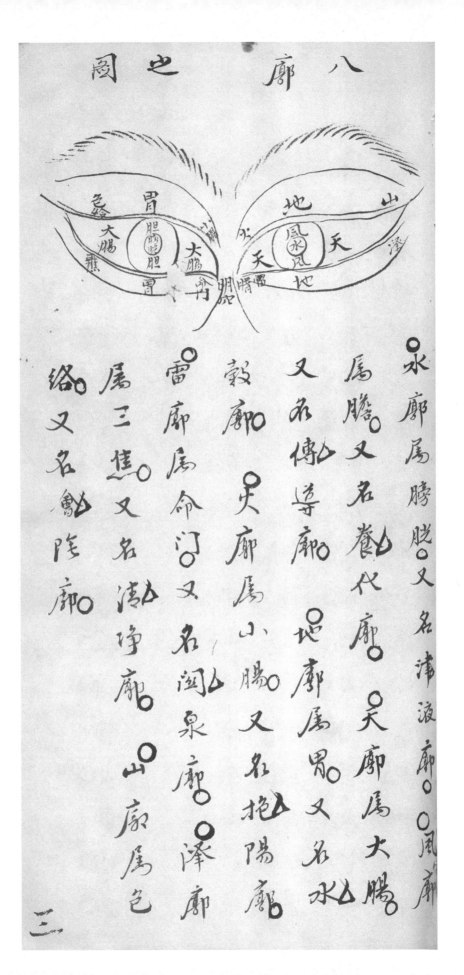

八廓部位歌

瞳人水廓黑睛風，天廓白睛部位同，內眥火雷外山澤，上下胞屬地廓宮。

注：八廓者，水、風、天、火、雷、山、澤、地也。~~坎水廓也~~謂之廓者，猶城郭衛禦之義也。瞳人屬坎，水廓也；黑睛屬巽，風廓也；白睛屬乾，天廓也；內眥，大眥也，屬離火、震雷之廓也；外眥，小眥也，屬艮山、兌澤

之廓也兩胞屬坤地廓也此明八廓以八卦之名示人六腑命門包絡之部位也

八廓所屬歌

津液水廓屬膀胱養化風廓是膽方傳導天廓大腸是水穀地廓胃家鄉關泉雷廓命門主抱陽內眥火小腸外眥三焦淸淨澤會陰山廓包絡疆

注內眥火小腸謂內眥火廓屬小腸也外眥三焦の

清淨泽、謂外腎屬三焦、清淨泽。廊也、津液廊即
水。廊、水。廊屬腎、腎與膀胱為表裏、膀胱為津液
之府、故又名爲養化廊、即風。廊、風。廊屬肝、肝與
膽為表裏、膽為少陽、主長養化育、故又名爲傳
導廊、即天。廊、天。廊屬肺、肺與大腸爲表裡、大
腸為傳導之官、故又名爲水穀廊、即地。廊、地。廊
屬脾、脾與胃為表裡、胃納水穀、故又名爲抱陽

廓、即火廓、火廓屬心、心與小腸為表裡、依附於陽、故又名為関泉廓、即雷廓、廓命门者、龍雷之火、故名関泉、附於火廓也、清淨廓、即澤廓、三焦者、陽相火也、蒸化水穀、為決瀆之官、故名清淨、附於火廓也、會陰廓、即山廓、包絡者、陰相火也、依附於心、為臣使之官、故名會陰、附於火廓也、

八廓主六府命门包络病歌

風○廓屬膽○、水○膀○胱○、大○腸○天○廓、地○胃鄉○、火○廓小○腸○、雷○廓命○山○澤○三○焦○包○絡○方○、

注　此明八廓所屬也。風、廓、即風輪也。風輪、屬肝、肝與膽為表裏、故輪主藏、藏為肝臟、廓主府、府為膽腑、水、廓、即水輪也。水輪、屬腎、腎與膀胱為表裏、故輪主藏、藏為腎臟、廓主府、府為膀胱腑、天、廓、即氣輪也、氣輪、屬肺、肺與大腸為表裏、故輪藏為肺臟、

廓主府、為大腸府也。地廓、即肉輪也。肉輪屬脾、脾與胃為表裡、故輪主藏、為脾府。廓主府、為胃府。火廓、雷、澤山廓、即血輪之部位也、血輪屬心、心與小腸為表裡、故輪主藏、為心府、廓主府、為小腸府。其雷廓、命門。澤廓、三焦。山廓、包絡。皆附於血輪。古以命門、三焦、包絡、俱屬相火、當稟命於君火、故當附焉。

六

按眼科皆以五輪屬藏配五行，八廓屬藏府，配八卦，遂使藏府混淆，無所適從。夫五輪既屬藏，八廓自應屬府，今改訂之，俾學者按輪廓之部位視之，而病之在藏在府，自能了然矣。

内因爲病歌

内障皆因傷七情，喜、怒、憂、思、悲、恐、驚。藏府内損精不清，亦爲内障久成風。

註

此明內障受病之因也。障、遮蔽也。內障者，從內而蔽也。內障之病，皆因七情過傷，如過喜傷心，過怒傷肝，過憂傷肺，過思傷脾，過悲傷心，過恐傷腎，過驚傷膽，臟腑內損，精氣不上注於目，故初病內障，久成五風，烏、綠、黑、黃、青風之患，其症不紅不腫，瞳人色變，而其光失明也。

因為病歌

外障皆因六氣生○暑、寒、燥、濕、火、與風○內熱召邪乘隙入○隨經循系上頭中○、

注　此明外障受病之因也、外障者、從外而進也、風○寒○暑○濕○燥○火○六氣也、外障之病、皆因六淫所感、故必因其人內熱外蒸、腠理不密、相召外邪乘虛而入、入項屬太陽、入面屬陽明、入頰屬少陽、各隨其經之系、上頭入腦中、而為患於目焉、其

瘀、赤痛、腫澀、眵淚、翳膜、遮睛也、

不內外因為病歟

瘡由不內外因者。飲食起居擊刺成。邪無定體內外

陰。陽、察其因無遺情。

註 此明不內外因、受病之因也、既非外感六氣、又

非內傷七情、但因飲食不節、傷飽失飢、起居不

慎、勞役過度、或遭擊振、或被刺損、以其邪無定八

體故或成內障或成外障之病當细察其所因則病無遁情矣

內障總名歌

內障初患變五風黄一綠一黑一烏一青一圓一水一滑一濇一沉一浮一横一散一偃一黄心一黑水一枣花一形雷頭一驚振一及瞳鈌一雀目一高風一胎患一名二十四症為內障須當一一辨分明

註 內障初患尚未失明之症也久而變成五風之

初

瞪瞳変黄色者、名黄○風変緑色、名緑○風変黒色

名黒○尾烏紅色、名烏○風変青色、名青○尾圓者、圓○

翳也、氷○者、氷翳也、滑○者、滑翳也、澁○者、澁翳也、浮○

者、浮○翳也、沈○者、沈○翳也、又名深○翳、横○者、横○翳也、

又名剣○脊翳、散○者、散○翳也、偃○者、偃○月翳也、黄○心

者、白○翳黄心翳也、黒○水者、黒○水凝翳、亦名黒○花

翳、棗○花者、棗○花翳也、雷○頭者、雷○頭尾変内○障也

九

翳根者，因翳根而成內障也。腦患者，腦患內障也。此內障二十四症之總名也。須當一一分辨明白以施治也。

內障初患久変五風歌

內障初患如好眼，生花視物霧烟中，隱隱似翳瞳失彩，久変黃綠黑烏青，黃風雀目久金色，綠風時是花紅白，頭旋額鼻目牽痛，黑風見黑綠風同，烏風亦共

緑不興、但痛不旋、乃烏風、頭旋不痛、青風、瞳、黄黄
風發脾經、淺緑如白脉種發、黑色黑風腎經病、烏帶
渾紅心經病、赤是青風屬肝經、外因所風痛引目、腦
脂熱注忽失明、內因精傷不上注、左右相侵漸漸前、
或兼外因、皆去痛、內因不足補其精、
注　內障初患、如同好眼、但視物常見五色花飛昏
而不明、如在霧烟之中、瞳人隱隱、似蹋、漸漸至精十

粉、射人、其瞳色或變黄、白、緑、青、烏、黑、渾紅無定、
久則成五風内障之症也、黄風者、初病雀目、日
久瞳變黄色、甚而如金、難治之症也、緑風者、初
病眼前時見白花、紅花、頭旋、兩額、俠鼻、痛牽兩
目、日久瞳變淺緑如白之色、黑風者、初病與緑
風相似、但時見黑花、日久瞳變昏黑之色、烏風
者、初病亦與緑風之症不異、但頭痛而不旋暈、

眼前常見烏花、日久瞳変烏帯渾紅之色、青風
者、初痛亦與烏風相同、頭疼旋暈、而不痛、眼前
常見青花、日久瞳変青色、其五風發病之源、蓋
風則發於脾、緑風則發於肺、黒風則發於腎、烏
風則發於心、青風則發於肝、雷風疼發有五、其
致病之由則有二、一曰外因、必因頭風、其痛引
目上攻於脳、脳脂與熱合邪、下注於目、而致兩目
十

忽然失明也。一曰内因、必因内傷藏府、精氣不上注於目、或先病左目、後及於右、目。或先病左目、後及於左、目。左右相傳、兩目俱損也、外因症為有餘、多兼赤痛、當以除風散熱為主、内因證為不足、多不赤痛、當以補精益氣為主、

五風初患有餘歌

五風初患有餘症。除風湯内主羚羊。黑参蠍尾車前

又○黄芩白芍共消翳○

附除風湯方

羚羊角鎊二錢　黑參二半　茯苓二分　蠍尾三分

車前子二分　黄芩一分　白芍一分　芒硝一分

大黄一分　右為粗末水煎食後去滓溫服

五風初患不足歌

五○風○初患不足症○通○○明補腎決明參○生地桔車芜芎

細○引經竄散少加羣○

通明補腎丸方

石決明一兩 人參二兩 生地黄二兩 桔梗一兩 車前一兩

茺蔚子二兩 白芍藥一兩 細辛五錢 大黄三分

右為細末，密為丸，如桐子大，空心茶送服三錢。

黄風有餘歌

已成黄〇風〇有餘症〇，須用通脾瀉〇〇胃湯〇。一知母軍芩茺蔚子〇，石膏梔子黑參防〇。

通脾瀉胃湯

知母一錢 大黄一錢 黄芩一錢五分 茺蔚子一錢 石膏一錢。

梔子一錢 黑參一錢。防風一錢 水煎食後溫服

黄風不足歌

已成黄風不足症。補益脾經山藥丸。人參山藥茯苓

地。澤瀉防風同作圓。

山藥丸

人參　山藥　茯苓　生地　澤瀉　防風各一兩

右為細末，蜜丸如桐子大，空心茶清送服三錢。

綠風有餘歌

已成綠風有餘症，羚羊角飲黑參防，茯苓知母黃芩細，桔梗羚羊車大黃。

綠風羚羊飲

黑參錢二　防風錢二　茯苓錢貳　知母錢二　黃芩錢一　細辛一錢

桔梗匁二〇 羚羊匁一 車前匁一 大黄匁一 水煎食後温服

緑風不足歟

已成緑風〇不足症〇還〇睛丸草术参苓〇羌防菊地蒺蓉

薯〇牛膝葙蒙兎賊芎〇

緑風還睛丸

甘草 白术 人参 茯苓 羌活 防風

川 菊花 生地 蒺藜 蓯蓉 山薬 牛膝・

お

青箱子　密蒙花　兔丝　木贼　川芎各一刃

右为细末蜜丸桐子大空心茶清送服三錢

黑風有餘飲

已成黑風有餘症羚羊角飲　黑羚羌　車前　桔梗　黄芩

共知　柴胡　茺蔚　细辛　防

黑風羚羊飲

黑參㐅一　羚羊㐅一　羌活㐅一　車前㐅一　五卜　桔梗㐅一　黄芩一㐅

柴胡一錢茺蔚子一錢細辛五分防風一錢水煎食後溫服

黑風不足歌

已成黑○風○不足症○補○○腎丸中熟地菟○澤瀉茺蔚五味
子○細辛山藥兔絲良○

補腎丸

熟地一兩澤瀉一兩茺蔚子一兩五味三錢細辛三錢山藥一兩
兔絲一兩右為末蜜丸梧子大空心鹽湯送服貳錢

十五

烏風有餘歌

已成烏風○有餘○症○決明○丸內決明○辛○桔梗防風茺蔚子○車茯山藥共玄參○

烏風決明丸

石決明 二兩 細辛 五分 〔○各〕 桔梗 二兩 防風 二兩 茺蔚子 二兩

車前 二兩 茯苓 二兩 山藥 二兩 玄冬 二兩

右為、細末蜜丸桐子食前茶清送服三錢

烏風不足歌

已成烏風不足症
補肝散内用川芎
熟地當歸蒺藜芎
木賊夏枯草防風

烏風補肝散

川芎　熟地　當歸　蒺藜　白芍　木賊

夏枯草　防風各等　水煎食前溫服

青風有餘歌

十六

已成勞風有餘症羚羊湯內用羚羊之參地骨車前子川芎羌活細辛良

青風羚羊湯白濁日流

羚羊角一錢鎊 之參一錢 地骨皮一錢 車前子一錢五分 川芎一錢 羌活一錢 細辛五分 水煎食遠溫服

勞風不足歌

已成勞風不足症還睛散內用參參防風地骨車前

加羌活川芎共細辛
青風還睛散
茯苓　人參　防風　地骨皮　車前　羌活
川芎　細辛　各等分　水煎食後溫服
圓翳歌
圓。翳害白一點圓。宛如油點水中涵。肝風衝腦脂下
注。明視翳小暗看寬。虛熱羚。羊飲車細。參苓防知一

十七

内藥○實用防風芩桔梗○消黃芫黑細知前○

註 圓翳内障、初起之時、黑睛上一點青白、宛如油

點、得於冰面、暗處視之、其翳青白而大、明處看之

其形差小、緣肝風上衝、腦脂下注、所致、宜審其虛

實而調之、虛○者用羚羊角飲子、瀉其虛熱、實○者宜

防風散、泄其熱邪也、

圓翳羚羊飲

羚羊角一兩 車前子一兩 細辛二錢 人參一兩 黃芩一兩
防風二兩 知母一兩 水煎夜食後溫服
圓翳防風散
防風二兩 黃芩一兩 桔梗二兩 芒消一兩 大黃一兩 茺蔚子一分
黑參一兩 細辛二錢 知母二錢 車前一兩 水煎食後溫服
冰翳歌
冰○翳障色亮如冰○陰看陽看無二般○睛中隱隱白透六

外○

肺風肝熱合邪攻○對證理當鍼督脉○出血若多反

傷睛○還睛參味防知散○芩桔車前元地芫○

註冰翳內障、瞳色堅實、白亮如冰狀、無論陰晝及

日中視之、皆一般無二、非若圓翳之明暗有別也、

其睛內有白色、隱隱透出於外、此症乃肝熱肺風

合邪上攻、入目為患、宜按穴刺之、出血則愈、但督

脉不宜出血過多、恐加昏睛也、內服之藥、宜還睛

丸清而補之。穴名上星，在鼻直上入髮際一寸陷中。

冰翳還睛丸

人參一兩　五味子　羌防風二兩　知母二兩　細辛　羌黃芩一兩

桔梗一兩　車前子一兩　黑參一兩　生地二兩　茺蔚子二兩

右為細末，蜜丸相子大，空心茶清送服三錢。

滑翳歌

滑翳水銀珠子樣，微含黃色遮瞳神。肝風衝腦脂下

十九

注。不癢不疼衝衝昏。須用補。肝苓桔蔚。苓防芎母黑

歸芍。有餘決。明車味細。軍苓知蔚黑防苓。

注　滑翳內障、瞳心內一點、如水銀珠子之狀、微含

黃色、不癢不疼、無淚、而遮蔽瞳神、衝衝失明、次則

左右相牽、俱損、此肝風衝上、腦脂流下所致、宜用

補肝湯、清散風熱、若有餘、宜決明丸、下行實熱也、

滑翳補肝湯

半
茯苓半 桔梗一分 羌蔚一分 黃芩一分 防風二分 川芎一分
知母一分 黑參一分 歸身半分 人參一分 水煎食後溫服
清腎決明丸
石決明一兩 車前子一兩 五味子一錢 細辛一錢 大黃一兩
茯苓一兩 知母一兩 羌蔚子一兩 黑參一兩 防風一兩 黃芩一兩
右為細末煉蜜為丸桐子大食前茶送服三錢
清腎散

濇◎翳微赤凝脂色◎瞳人端正漸失明◎時々隱澀疼無淚◎或聚或開無定形◎還◎睛散内車防核◎之味知芩茶葉羌◎亦用七◎寶丸珠珀◎決腦羌芩然膽同◎

注 濇翳症、瞳神内微赤如凝脂之色、瞳神端正、漸漸皆朦、時復澀痛、而無淚出、其翳無定、或聚或開、宜先用還睛散、後用七寶丸、内消其翳也、

濇翳還睛散

車前子　防風一兩　桔梗　麥門冬一兩　五味子二兩　知母一兩
黃芩一兩　細茶子　茺蔚子一兩　水煎食後溫服
澁翳七寶丸
珍珠末　琥珀二兩　石決明二兩　龍腦一分　茺蔚一兩　人參一兩
熊膽一兩　右為末蜜丸桐子大食前茶送服一錢
浮翳歌
浮翳色白瞳內映明，看細小暗看寬。不癢不疼無血
廿一

色。腦風衝入腦脂戀。決明石決人參散。車細防羊芫
桔添。墜翳石決知辛味。生地參防及兜肺。
注浮翳內障之症，初患之時，不瘀不痛，從瞳神內
映出白色，睛要看其翳寬大，明要看其翳暑小，
全無血色相混，緣腦風衝入於眼，腦脂流下，致
成內障，宜服決明散、墜翳丸。
石決明散

文

石決明一分　人參一分　茯苓一分　車前一分　細辛半分　防風二分

大黃一分　茺蔚一分　桔梗半分　右為末食後米湯調下錢匕

浮翳墜翳丸

石決明一兩　知母一兩　細辛五分　五味子五分　生地二兩

人參二兩五分　防風一兩　兔肝一具

右為細末蜜丸梧子大空心茶清送服三錢

沉翳散

廿二

沉翳白隱黑睛内。肝勞腦熱下攻瞳。向日細看方是翳。日輕夜重黑睛痛。羚羊角飲車前子。羚羊犀防芩黑參。皂莢丸用蛇蛻朮。龍膽元精歸菊芎。參苓木賊連翹芍。猪爪猬皮甲穀精。

注　沉翳内隱、白藏在黑睛之内、向日細看方見其白、疼痛則晝輕夜重、緣肝經勞熱、腦中熱氣流下、宜服羚羊角飲、及皂莢丸以治之、

瀉腎羚羊飲

車前一兩 羚羊角二兩 大黃一兩 防風二兩 黃芩一兩 黑參一兩

茺蔚子二兩 水煎食後溫服

皂莢丸

蛇蛻七條 蟬蛻兩半 白朮一兩半 龍膽草炙一兩 當歸一兩半 菊花一兩半

之精石炙一兩 川芎炙 人參一兩 茯苓炙一兩 木賊炙一兩 連翹一兩半

赤芍一兩半 猬豬爪枚二十 刺猬皮一兩半 穿山甲一兩半 穀精草一兩半

廿三

右共為細末。一半入牙皂十二梃。燒存性。和勻。

煉白蜜丸。桐子大。每服一錢五分。空心杏仁湯

下。具一半。八仙靈脾一兩。每服三錢。用豬肝三

片。批開夾藥煮熟。臨臥細嚼。用原汁送下。

橫翳歌

翳橫格在瞳心。形如劍脊白如銀。內看風熱攻衝

胃熱肝邪致目昏。還睛決明車前地。茶防辛味黑

腦。橫

人參七寶車前連，炙草丹砂石決犀羚地

注　橫翳，又名劍脊翳，自瞳人中映出於外，如劍脊，中高邊薄，橫格於瞳人，中心色白如銀，緣肉惡肝邪胃熱，上衝於腦，腦脂下流入眼，致成內障，宜服還睛丸、七寶散，

橫翳還睛丸

十　石決明　一兩　車前　一兩　生地　二兩　黄芩　一兩　防風　二兩　細辛　五分　茺

五味子 黑參一兩 人參一兩 為丸空心茶送服三錢

七寶散 白濁

車前錢 胡黃連錢 丹砂錢 石決明錢 甘草錢

犀角一兩 羚羊角兩 水煎食後溫服

散翳飲

散。翳形散如鱗點。上青下白映瞳中。胞內粟生薰爛痛。金鍼一撥目光通。還睛散用人參五味。桔梗車前苓

卜

細風湯用補肝歸木賊防風熟地芎川藭

症 散翳、ゝ從瞳人內透出、散如鱗甲之狀、下者下

白、胞內起粟向爛痛、瞳人痛楚、宜用金鍼撥去

內翳ゝ湯、先服還睛散、清補、湯用補肝散收功、

散翳還睛散

人參一錢 五味子半 桔梗一錢 車前子二錢 茯苓一錢

細辛半 防風二錢 水煎夜食後溫服

荳

散翳補肝散

當歸二 木賊一 防風一 熟地二 白芍一 川芎半

水煎空心温服

偃月翳歌

偃○月○瞳含偃月形○一灣白氣向下出○腦風積熱下注

眼○肝腎俱虧致損明○通明散内防參入○人參白茯細辛

荒○墜翳丸用石決麝○青鯉青羊牛膽熊○

註偃月内障瞳神内上半边有白氣一彎、隱隱似新月之狀、覆垂向下、緣腦風積熱、注入眼中、致成内障、為肝腎俱勞之症、宜服通明散、墜翳丸、

偃月通明散

防風一兩　黄芩一兩　人參兩　茯苓一兩　細辛半兩　茺蔚子二兩

水煎夜食後溫服

五膽偃月墜翳丸

廿六

石決明一兩　麝香　蕤　青魚胆七个　鯉魚胆廿个　青羊胆七个

牛胆五分　熊胆一分

右為細末，麩糊丸桐子大，空心茶清送服五分。

白翳黃心歌

白○翳黃○○○心内障症○乃因白色内中黃○大小皆中微帶

赤○翳隱黑珠障内光○肺肝風熱衝於目○澀痛羞明淚

似湯○墜翳決明茺蔚子○人參甘菊共車防○

註 白翳貫心內障、四邊皆白、中心一點微黃色、隱在黑珠內、映出珠外、大小皆有微帶赤色、乃肺肝風熱、流入於眼、頻頻下淚、澀痛、致成此症、宜服墜翳散、

墜翳散

石決明 二兩 茺蔚子 二兩 人參 三兩 甘菊花 三兩 車前子 三兩

防風 二兩

右為細末、令勻、食後米飲湯調服一錢

黑水凝翳歌

黑水凝翳瞳微大，内含青白障瞳人，生花皆痛頻淚，膽熱為邪損目神，蘆薈丸中細辛芩，牛膝羚羊柏子參，通明防蔚參苓黑，桔梗車前柏子仁。

注 黑水凝翳内障，又名黑花翳，瞳人微大，瞳内微現青白色，大小皆頭澀痛，眼中見花，黄黑不定，頻頻下淚，緣胆熱為邪，攻成内障，宜服蘆薈丸、通明散。

蘆薈丸

蘆薈一兩　細辛五錢　甘草五錢　牛胆五錢　羚羊角一兩　人参五錢
柏子仁一兩　蜜丸桐子大　空心茶送三錢

凝翳通明散

防風一錢　茺蔚子一錢　人参一錢　茯苓一錢　黑参二錢　桔梗一錢
車前子二錢　柏子仁一錢　水煎食後溫服

棗花翳款

風輪傍邊白睛内白如鋸齒棗花内怒傷肝胆邪衝眼還睛散用車知羌人不防黑黄芩茯墜翳丸服可收功

註棗花内障者、風輪傍边白睛之内、映出白翳、如棗花鋸齒之狀、緣怒傷肝胆、令腦邪熱衝入目中、致成此障、久則变為瞳神細小、宜服还睛散、再服墜翳丸、

棗花翳還睛散

車前錢　知母錢　茺蔚子錢　人參二錢　防風錢　黑參二錢

黄芩錢　茯苓錢　水煎溫服

墜翳丸見偃月内障下

雷頭風歌

頭○响如雷○又似風○雷○頭○風熱毒衝睛○腦汁下注瞳色

变○瞳人大小目昏朦○瀉肝芩梗消黄黑○參羌活車歸知
先

母龍。虛者磁石丸、姜附。味黑丹皮磁石同。

注 雷頭風內障、初患之時、頭面多受冷熱毒氣、衝入頭中、致頭內響聲、如風如雷、頭旋發熱、日久衝入眼內、腦汁下注、瞳人變色、瞳或大小不定、實者宜服瀉肝散、虛者宜服磁石丸、

瀉肝散

芒消 大黃 黑參 羌活 車前子 黃芩 桔梗 當歸

知母一錢五　甘草五錢　水煎食後溫服

磁石丸

乾薑一兩　附子炮五錢　五味子五錢　黑參一兩　丹皮一兩　磁石一兩煅紅醋淬三次

右為細末蜜丸桐子大食前茶清送服一錢

驚振內障歌

驚○○振○內障緣擊振○腦脂惡血下傷睛○睛變斜昏成內障○左右相傳俱損明○鎮肝石決羌山藥○車柏辛防參

茯苓〇還睛散用人參桔〇防細車前茺蔚芎〇

注 驚振內障、或因擊振誤著頭腦、致腦中腦脂惡血、流入睛內、日久變成內障、左右相傳、兩目俱損、宜服鎮肝丸、還睛散、

驚振鎮肝丸

石決明一兩 茺蔚子 一兩 山藥 一兩 車前子 一兩 柏子仁 一兩

細辛叁 防風半兩 人參一兩 茯苓一兩

右為細末蜜丸桐子大食後茶清送服三錢

驚掠還睛散

人參一錢 桔梗一錢 防風五分 細辛五分 車前一錢 羌蔚子一錢

芎藭一錢 水煎食前溫服

瞳人乾缺歌

瞳人乾缺瞳形缺左右上下不成圓色白腦脂流下

瞳色黑肝膽熱虛色白瀉肝苓地骨麥知芎蔚黑

世

冬添色黑鎮肝山藥味冬苓石決細車前

註瞳人乾缺，内陷，初患之時，忽因疼痛難忍，細看瞳人現出缺形，或左或右，或上或下，缺而不圓，瞳人之色，黑白不定，色白乃腦脂流下為患，宜服瀉肝湯，色黑則胆熱肝虛，宜服鎮肝丸，

瞳缺瀉肝湯

黄芩一錢　地骨皮一錢　麥門冬一錢　知母一錢　赤芍藥　芥

茺蔚子　等　黑參一兩　水煎食後溫服

瞳鉄鎮肝丸

乾山藥二兩　五味子　各人參一兩　茯苓半兩　石決明半兩

細辛　車前子一兩　蜜丸空心米湯下二錢

雀目內障歌

雀○目○○內障多癢澀○暮暗朝明與雀同○黃昏視下難見

上○肝風邪火障攻瞳○涼肝散用車前子○柴胡芩細黑世

參羌。瀉肝湯裡消黄芍。桔梗黄芩與防風。

註 雀目內障、遇時暮暗朝明、多癢多澀、發作不常、或明或暗、夜中惟能視直下之物、而不能視上、乃肝風邪火上衝於目、致成內障、宜服洩肝散、先以患熱、後服瀉肝湯、以瀉其實邪也、

洩肝散

車前子一錢 柴胡八分 黄芩一錢 細辛五分 黑參一錢 茺蔚二錢

右引加黑豆三七粒水煎空心溫服

雀目瀉肝湯

芒消一兩 大黃一兩 白芍一兩 桔梗一兩 黃芩一兩 防風二兩

水煎食前溫服

高風內障歌

高風內障號雞盲天晚不見天曉光夜能上視難是

下損虧肝血腎精傷補肝羚細羌苓楠參黑車解枯

卌三

艸陽還睛石決人參細茺蔚知苓芎木通

註高風內障之症，兩眼至天晚不明，天曉復見，緣肝有積熱，腎經虛損，乃陽微陰盛也，天晚陰長，則天時之陰，助人身之陰，能視項上之物，不能視下諸物，至天曉陽長，則天時之陽，助人身之陽，而眼復明矣，宜用補肝散，還睛丸，

高風補肝散

羚羊角 細辛 羌活 茯苓 楮實子 人参

元參 車前子 石斛 夏枯草 防風

右藥十一味各一錢水煎温服

蒿風還睛丸

石決明二兩 人參一兩 細辛五錢 茺蔚子二兩 知母一兩

茯苓一兩 芎藭一兩 木香五錢 蜜丸空心服三錢

胎患內障歌

卅四

胎患小兒未出胎熱衝兒腦目生巡
護睛木香芩細
射川大黃黑參個

注胎患內障是在母腹之時緣食辛辣過多致熱
氣內衝兒腦生後眼成內障宜用護睛丸

護睛丸 木香二兩 黃芩二兩 細辛三兩 射干五兩 大黃五兩
黑參一兩

右為末蜜丸桐子大空心茶送十丸

眼科心法要訣　二

遠近神大神小乾澀白眼逆熱□經

外障總名歌　姙娠產後

外障暴赤血灌瞳顛睛去垂與黃衝蟹睛旋螺並努

肉鷄冠蜆肉崇疼同突睛漏睛連鶻眼拳毛倒睫胞

凝逢眥赤花陷及黑釘鳴僻冰瑕粘睛并玉翳冰輪

逆順障瞼生風粟又混睛撞破撞刺及鍼刺眼瘀淚

出瘡瘻生實熱傷寒並肝熱因他疾挾天赤行青盲

赤爛、癍瘡、痛、轉關、生贅、疳眼、痛、小兒通睛、惹睵、小、還

有眛目之症為輕，此為外障四十八，然讀方知多症也。

註　外障者，或因內熱，或因外邪，或內外合邪，致生

目赤腫痛翳膜等症也。暴者，暴赤生翳也。血灌

瞳者，血灌瞳人也。皺睛者，瞼皺睛疼也。赤垂者，

赤膜下垂也。黃衝者，黃膜上衝也。蟹睛者，形如

蟹睛而疼痛也。旋螺者，形如旋螺尖起也。努肉

者、努肉攣睛也祟痛者、祟疼痛也突睛者、突
起睛高也漏睛者、漏睛濃出也鶻眼者、鶻眼凝
睛也胞凝者、胞肉膠凝也背赤者、兩背赤脈也
花陷者、花翳白陷也黑者、黑翳如珠也釘者釘
翳根深也喎僻者、風牽喎僻也冰瑕者、冰瑕翳
深也粘睛者、兩瞼粘睛也玉翳者、玉翳浮滿也
水輪在、膜入水輪也逆順者、逆順生翳也撞破

者、被物撞破也。撞刺者、撞刺生翳也。鍼刺者、痛如鍼刺也。淚出者、衝風淚出也。瘡瘍者、風去瘡瘍也。客熱者、暴風客熱也。傷寒者、傷寒熱病後患目也。肝熱者、肝虛積熱也。因他者、因他病後生翳也。痰挾者、脾生痰挾也。天水者、天水行後赤眼也。去爛者、脂風去爛也。癰瘡者、癰瘡入眼也。轆關者、轆轤轉關也。生贅者、瞼中生贅也。此

外障四十八症之總名讀者識能熟習玩味自

因病而各得其情矣

暴赤生翳訣

暴赤生翳心肝病。風熱上壅痛難當。赤腫熱淚羞明

痛。最宜劇洗出血良。和起之用蘆根飲。黑連消黃芩

與。防去翳鎮肝膏。石決。羊膽參苓車味羌。

一

注　暴赤生翳其症赤腫生翳癢痛難當將流熱淚

些

蓋明乃心肝二經風熱上壅攻目所致宜劇洗出

血服芦根飲清其內热或服鎮肝丸劇者應劇洗者或以鍼鋒

微刺之或以燈心草微刺之也

蘆根飲子

蘆根一錢 黑參錢 黃連一錢 芒消一錢 大黃一錢

黃芩錢 防風一錢 水煎食後溫服

鎮肝丸

藁本一兩[illegible] 石決明二兩煅 細辛三錢 山藥一兩炒

人參一兩 茯苓一兩 車前子一兩 五味子三錢 羌活一兩

二

右為末蜜丸桐子大空心茶清送服三水

血灌瞳人歌

血灌瞳人目睛痛○猶如血灌色相同○膽汁肝血因
熱耗○血為火迫灌睛瞳○急用止痛沒藥散○消黃血竭
引茶清○痛止大黃當歸散○賊芩梔子菊花紅○

註血灌瞳人目睛疼痛瞳人以血灌紅色緣肝血
熱耗膽汁皆竭血因火迫灌入瞳中宜服止痛沒

廿八

藥散止疼後服大黃當歸散

止痛沒藥散　沒藥二兩　芒硝一兩　大黃半兩　血竭一兩

右藥搗篩為細末食後熱茶清調服一錢

大黃當歸散　大黃一兩　當歸二錢　木賊一兩　黃芩一兩

梔子一錢　菊花三錢　蘇木一錢　紅花八分

右藥為細末每服二錢食遠茶清調送

瞼鞕睛疼歌

瞼鞕睛疼胞腫鞕疼血翳膜目睛疼腸中積熱肝風
盛外塗焮腫劆瘀紅凉腸消黄車前黑黄芩知母梔
仁艽
注瞼鞕睛疼初患之時之覺疼脹久則瞼胞腫鞕
睛珠疼痛此緣腸中積熱肝經風毒上衝於目宜
劆洗去瘀外塗焮腫膏內服凉腸散
焮腫膏附外治方內在卷末

艽

涼膈散　芒消一錢　大黄一錢　車前子一錢　黑参　黄芩一錢
知母一錢　梔子炒一錢　茺蔚子一錢　水煎食後温服

赤膜下垂歌

赤膜下垂覆睛瞳，赤膜泄氣下垂風，此屬肝肺熱衝
眼淚流痛癢如朱紅，羚羊知母黄芩黑，桔梗柴胡梔
子茺。

註　赤膜下垂初患之時氣輪上边起赤膜一片垂

玉風輪下覆瞳人緣肺肝之熱衝於眼內致生赤
膜淚流痛瘵宜服羚羊飲
羚羊散
羚羊角 葉 知母一錢 黃芩一錢 黑參一錢 桔梗一錢
柴胡一錢 梔子炒一錢 茺蔚子 水煎食後溫服

黃膜上衝歌

黃膜一片氣輪起上衝風輪覆蓋瞳赤澀淚眵疼痛
極此因脾胃熱風攻通膽瀉胃黃芩黑防軍知母梔 甲

膏藥〇立應白芷羊躑躅〇鵝不食草麝歸梢〇

注 黄膜上衝自氣輪而起一片黄膜從下直衝風輪上掩瞳人乃脾胃風熱上衝於眼致生黄膜淚流赤澀疼痛極甚宜通脾瀉胃湯外以立應散

通脾瀉胃湯 黄芩 羌 黑參一錢 防風一錢 大黄一錢

知母一錢炒 梔子一錢炒 石膏一錢煅 茺蔚一錢 水煎食後溫服

立應散 白芷 羊躑躅花減半 鵝不食草洗淨晒乾

麝香少许　當歸　雄黄各等分另研末
右為末每用少许含水嗜鼻内去盡濁涕淚出為度
蟹睛疼痛歌
蟹〇睛〇努出蟹睛形〇烏睛極痛澁羞明〇肝膽積熱腎虛
熱〇虛軟不疼實難療〇實者瀉肝兼地骨〇消黄知母黑
柴羌〇虛宜鎮腎味知地〇山藥兔辛石決靈〇
五
註　蟹睛之症烏睛努出如豆如珠形似蟹睛疼痛
〇十一

極甚淚溢羞明初起為實難而極痛久則為虛軟
而不疼隱因肝膽積熱衝睛腎中虛熱注目所致
實者宜瀉肝湯虛者用鎮腎決明丸
瀉肝湯 車前子一錢 地骨皮一錢 芒硝一錢 大黃錢
知母錢 黑參一錢 柴胡二錢 羌蔚二錢 水煎空心溫服
鎮腎決明丸 五味子五錢 知母一兩半炒 生地一兩半 山藥一兩半炒
兔絲兩 細辛五錢 石決明一兩煅 蜜丸空心茶送三錢

旋螺尖起歌

旋螺尖起如螺殼烏睛色變極痛痾殼形尖起色青黑肝經積熱血瘀凝輕宜湯腦防辛梗赤芍天冬五味茺重者瀉肝消黃桔柴芩知母細車行

註旋螺外障氣輪之內烏珠色變青白如螺螄之殼其色和青久黑其形尖圓乃肝經積熱極瘀血凝滯所致輕者宜瀉腦湯重者用瀉肝飲

瀉腦湯　防風一錢　細辛一錢　桔梗一錢　赤芍藥一錢　天冬一錢　玄參一錢

五味一錢　茺蔚一錢　水煎食後溫服

瀉肝飲　芒消　大黃　桔梗　柴胡　黃芩

知母炒　細辛　車前一錢　水煎食後溫服

胬肉攀睛歌

胬肉攀睛。大眥起。初侵風輪久掩瞳。或癢或疼漸積厚。赤爛多年肺熱壅。初起紫金膏點效。久宜鉤割熨

烙落肉服除風湯蔚核○細辛連味大黃風○

注 努肉攀睛〻症起於大眥初則漸侵風輪久則掩過瞳人或痒或痛漸〻積厚此症多因赤爛年久或肺經風熱壅盛所致初起可點紫金膏努痛自退久則堅韌難消必須鉤割熨烙後服除風湯

紫金膏 見卷末外治方內

除風湯 茺蔚一平 桔梗一平 細辛六 黃連一平 五味子 五下

大黄一錢 防風一錢 水煎食後温服

鷄冠蜆肉歌

鷄冠蜆肉內背土○胃心積熱共肝風○或青或赤如鷄

蜆○輕浸風輪主掩瞳○鈎割後服抽風抾○消黄車黑細

參風○茺蔚丸芩石決黑軍參山藥地黄茺

注 鷄冠蜆肉之症起於脾胃之内或青或赤如鷄

冠蜆肉之形漸漸而長甚大皆侵及風輪久則掩

及金目此乃脾胃積熱肝風上衝所致先宜用手法鈎割後服抽風湯或茺蔚丸

抽風湯　桔梗一兩　芒消半兩　大黃一兩　車前子一兩　黑參一兩　黃芩半兩　細辛一兩　防風二兩　水煎食後溫服

茺蔚丸　黃芩一兩　石決明一兩　黑參一兩　大黃一兩　茯苓一兩　山藥二兩炒　生地　辛一兩　茺蔚二兩　羅為丸空心茶送三錢

十二

神祟疼痛歌

明

神祟疼痛忽發髮〇胞熱時疼緣肺脾〇瀉肝散調清黃
梔〇梔子黃芩知母添〇黑參熱甚加歸地〇外點還宜石
燕丹〇

注 神祟疼痛之症平素無病忽然發動瞼皮火熱
睛珠如刺極痛難當此肺肝風熱上攻於眼不可
劇瀉宜服酒調瀉肝散外點石燕丹

酒調瀉肝散 朴消 大黃 桔梗 梔子 黃芩

知母炒黑芥各等分　熱甚者加生地當歸尾

右為末每服二三錢溫酒調下日服二次

石燕母　見末卷外治方內

突起睛高歌

突○起○睛○高○珠腫疼○風熱毒火上衝睛○鍼後退熱桔梗飲○消黃羌芎黑參風○還睛五味參茯細○山藥車前防遠志○

四五

注实起睛高之症緣風熱太毒上衝於眼疼痛難
忍睛珠突高脹起宜先用鐵出其毒涎毒水後
服退熱桔梗飲用还睛丸调理可愈
退熱桔梗飲　桔梗　芒消　大黄　茺蔚子
白芍炒　黑参　黄芩　防風不拘　水煎食後温服
还睛丸　五味采人参二两　茯苓一两　细辛采山藥一两
車前一两　防風一两　遠志一两　茺蔚子一两

右為細末蜜丸梧子大空心茶清送服三錢

漏睛膿出歌

漏睛膿出瞼眥間或流膿汁或清涎目無翳障不疼痛風熱攻衝心火炎竹葉瀉經湯柴瀉升麻竹葉草車前黄芩艸決川羌活芩芍將軍梔子連

注 漏睛膿出之症生於瞼眥或流膿水或濁清涎目無翳障不疼不痛乃風熱攻衝心火上炎宜

用竹葉瀉經湯主之

竹葉瀉經湯　柴胡一錢　澤瀉四分　升麻一錢　青竹葉十片

炙甘草一錢　車前四分　黃芩六分　草決明四分　川羌活一錢

茯苓四分　赤芍四分　大黃八分　梔子一錢炒　川黃連一錢

水煎食後溫服

鶻眼凝睛歌

鶻眼凝睛〻實究，目珠脹鞕痛難當，積熱上衝腦熱

注○外用摩風鍼血良○內服瀉肝湯桔蘇柴防芩黑共消菊○

注　鶻眼凝睛之症睛突於外不能動轉堅鞕高努如鶻眼脹滿疼痛難忍此積熱上衝腦中風熱壅注於目所致先用金鍼出血瀉毒外敷摩風膏內服瀉肝湯

十摩風膏具卷末外治方內

是

瀉肝湯 桔梗 羌蔚 柴胡 防風 黄芩

黑參 芒硝 大黄 各等分 水煎食後温服

倒睫拳毛歌

倒睫拳毛〇〇〇〇〇〇肉刺睫〇皮鬆弦緊癢兼疼〇淚澁難開胞瞼

爛〇肝風脾熱兩相蒸〇細辛湯用知羌黑〇軍細防風桔

梗羚〇

註 倒睫拳毛之症由皮鬆弦緊故拳毛倒入肉刺

睛珠磣澁難開眼胞赤爛癢而兼疼此乃脾熱
脾風合邪上壅所致宜用細辛湯內清邪熱外
散風邪也

細辛湯　知母二錢　茺蔚二錢　黑參一錢　大黃一錢　細辛一錢
防風二錢　桔梗一錢　羚羊角鎊一錢　水煎食後溫服

胞肉膠凝歌

胞肉膠凝胞肉腫而小漸大摩隱腫胃脾風熱上攻

目◯

通脾瀉胃熱風湯◯

註 胞肉膠凝々瘀睥中藏肉壅起初小漸大摩隱瞳人眼胞濕爛眵淚膠粘此脾胃中邪風積熱上壅於目所致宜通脾瀉胃湯散風清熱兩解其邪

通脾瀉胃湯 方見黄膜上衝

兩眥赤脉歌

眥赤病屬心經火◯大眥多實小眥虛◯實者瀉心散歸

荊麻黄連芥大黄梔虚者九仙苓芥芎菊芎歸草芷

通聖

註眥赤之症赤脉起於大眥者心經之實火也赤

脉起於小眥者心經之虚熱也實者用洗心散

兩解其實邪虚者宜九仙散清降其虚熱也

七宝洗心散　當歸一錢　赤芍一錢　麻黄分　黄連一錢

荊芥个　大黄一錢　梔子一錢　水煎食後温服　〇九

に

九仙散　黄芩　荆芥　赤芍　當歸　菊花

川芎　甘草　白芷　木通　羌活　水煎食後服

花翳白陷歌

花翳向陷在烏睛。四圍漸起漫神瞳。狀如棗。花。魚。鱗。

翳。腫肝風熱腦中衝。知母飲子防風桔。知母消黄芩

白芨。

注　花翳向陷者乃黑睛生翳風輪四圍漸起中間

低陷翳狀如棗花魚鱗形烏睛或白或微黄此因肺肝積熱風邪上衝於腦所致宜用知母飲子

知母飲子

防風二兩　桔梗二兩　知母一兩　芒消一兩　大黄二兩
茯苓一兩　細辛一兩　茺蔚一兩
水煎食後溫服

黑翳如珠歌

黑翳如珠黑睛上形如珠子黑而圓淚出羞澀疼痛甚大人肝腎虛風衝通明補腎丸可服小兒患此名

眼痛○羚羊角飲消黃細○知母羚防一併煎○

注 黑翳如珠之症 黑睛上有黑翳圓如珠子形淚出羞澁難開疼痛極甚兼大人患此症為肝胃腎虛挾風邪宜通明補腎丸小兒患此症為實熱眼痛宜服羚羊角飲子泄其實熱也

通明補腎丸 見血風初患不足下

羚羊角飲 芒消 一平 大黃 一平 細辛 參 知母 一平 羚羊 一平

防風辛　水煎食遠温服

釘翳根深歌

釘翳根深睛內生翳似釘頭極痛疼赤澁羞明時淚出肝心毒熱上衝睛除熱飲子知母桔消黄羌蔚黑芩風

註　釘翳根深有睛中翳黑瘢如釘子形共疼痛赤澁淚出羞明此肝心毒熱上攻睛瞳宜服柔

除熱飲子清陽黄毒熱也

除熱飲子　知母二錢　桔梗二錢　芒硝一錢　大黄一錢　茺蔚一錢

黑參二錢　黄芩二錢　防風一錢　水煎食後温服

風牽喎僻歌

風牽喎僻瞼瘵赤。陽明風熱刺睛明。內服搜風蠍味蛇。天麻辛芎桔防風。按睛明穴在山根旁兩眼大眥邊

注風牽喎僻之症瞼皮瘵赤時時口眼相牽而動

18

此乃陽明風热上壅所致宜先用鍼刺睛明穴
外泄其邪後服排風散内珠其風
排風散 乾撒平 五味子平 烏蛇平 天麻辛 細辛平
白芍平 桔梗平 防風辛 食後精飲調下三錢
冰瑕翳深款
冰瑕翳深色微青横貫烏睛珠瘮瘮淚眵赤脈縁肝
热石燕丹宜外点靈内服羌蔚清黄细元参知母殼
出

防風○

注冰瑕翳深之症翳色青白如冰横貫烏睛其症或疼或痒發歇無時眵粘淚出白睛赤脈此乃肝經之熱宜外點石燕丹內服茺蔚散

石燕丹 見卷末外治方內

茺蔚散 茺蔚二錢 黄芩一錢 大黄一錢 細辛五分 黑參一錢 赤芍一錢 知母一錢 枳殼一錢 防風二錢 水煎食遠服

兩瞼粘睛歌

兩瞼粘睛眵膠滯，脾胃風濕熱甚成。菊花通聖消黄

梔芍草荊歸膏薄荷，麻苓梔滑翹防朮，外加羌細菊

蔓荊。

兩瞼粘睛之症，瞼內生瘡，眵淚癢痛，胞瞼粘合

難開，此乃脾胃中風濕熱盛，合邪上攻，宜用防

風通聖散加羌活、菊花、細辛、蔓荊子，外散風邪

内清邪熱

菊花通聖散　芒消錢　大黄錢　桔梗一錢　白芍藥炒錢

甘草生錢　荊芥穗錢　當歸尾錢　石膏一錢　薄荷錢

川芎錢　麻黄錢　黄芩一錢　梔子炒一錢　滑石二錢　連翹錢

防風一錢　白术炒錢　外加羌活八錢　細辛錢　菊花錢

蔓荊子錢　水煎食後温服

玉蹄浮滿歌

玉翳浮滿時或疼風熱衝腦蓋瞳睛 洗刀通聖羌獨
細蒺元賊決蛻蔓荊

玉翳浮滿〻痛初起時或疼痛黑睛上翳如玉色遮蓋瞳人皆緣肝經熱極風熱衝腦所致宜用洗刀散除風熱而消翳膜也

治肝熱上攻火眼赤痛驟生云翳外障
遮睛

洗刀散

防風 菊花 通聖散加羌活〥 獨活〥 細辛三 白蒺藜 元參〥 木賊〥 草決明〥 蟬退〥 蔓荊〤 青葙子各一錢

加清茶五分水煎服

共味个

五分

注

膜入水輪歌

膜入水輪睛瘡後瘡愈坐翳浸水輪肺肝虚熱大腸燥日久失治傷瞳神退熱飲羣茺蔚黑辛防五味桔黄芩

膜入水輪本因黑白睛上生瘡而起愈後瘡痕不沒漸生翳膜侵入水輪此乃肝經積熱大腸燥澀邪熱上逆所致宜用退熱飲清降其熱

退熱飲　大黃不　茺蔚子平　黑參不　細辛不　防風平
五味子平　桔梗平　黄芩平　水煎食後温服

逆順生翳歌

逆順生翳上下出　順則下垂逆上衝　鈎割後用知母
飲出　味　軍　芩　車　桔　茺

逆順生翳之症，從上垂下，漫入黑睛為順；從下
衝上，侵入黑睛為逆。順則易安，逆則難治，並宜
除

手法鈎割去其翳膜後服知母飲子清其内熱

知母飲子　知母炒二錢　五味一錢　大黄一錢　黄芩一錢　車前二錢

桔梗一錢　茺蔚一錢　水煎食後温服

風牽瞼出歌

風牽瞼出瞼皮翻。脆瞼俱紅眵淚漣。胃經積熱肝風

盛。劆洗去瘀病可痊。後服黄芪湯蔚骨。防芩茶草大

黄煎。

風牽瞼出之症乃瞼皮翻出向外上下胞瞼俱赤腫淚淋漓皆緣胃經積熱肝有風邪宜先用劆洗去瘀後服黄芪湯清熱散邪也

黄芪湯

黄芪一錢 茺蔚子 地骨皮一錢 防風半錢 黄芩一錢 茯苓一錢 甘草半錢 大黄一錢 水煎食後溫服

瞼生風粟椒瘡歌

椒瘡風粟瞼胞生多淚難睜摩澀疼脾經風熱粟黄

軟脾經濕熱椒瘢紅劇泛沒用清脾飲知母翹軍生
地風黃芩元粉黃連桔陳皮荊芥黑參靈
椒瘡風粟之症或起於瞼邊或生於胞內皆淚
多難睜沙澁摩睛疼痛粟瘡如粟其形黃軟屬
脾經風熱而成椒瘡如椒其形紅瘢屬脾經濕
熱而成五宜劇泛出血服除風清脾飲椒瘡倍
芩連生地風粟瘡倍荊芥防風

廿

除風清脾飲　知母　連翹　大黃　生地　防風

黃芩　元明粉　黃連　桔梗　陳皮　黑參

荆芥穗各等分　水煎食遠溫服

混睛歌

混睛初起白睛混漸生赤脈遮瞳睛或混白膜漫珠

上白忌苔光赤散紅先癢後疼隱澁淚肝藏毒風劇

成通後服地黃生熟地蒺藜當歸甘草通黃連木賊

五七

烏犀角羌活元參軍穀精

混睛之症初起白睛混赤漸生赤脉遮漫烏睛或白或赤漫珠一色白忌光滑如苔赤忌赤脉外散其症初起則先癢後痛漸致磣澀淚出羞明隱痛視物昏朦此乃肝藏毒風與瘀血上凝所致之症宜劆洗去瘀後服地黄散外点摩障靈光膏

地黄散　生地七分　熟地七分焙乾　蒺藜炒四分　當歸七分　甘草炙五分

木通五分　黄連五分酒炒　木賊五分　烏犀角鎊五分　羌活五分

元參五分　大黄五分　穀精五分

右為細末令勻每服三錢煮羊肝汁食遠調服

摩障靈光膏　見卷末外治方內

被物撞破歌

被物撞破珠脹痛腫閉胞青劇洗良外塗生地地黄

散芎地羚軍芍殼香

被物撞破者或因打撲或因撞損睛珠脹痛眼

胞青紫腫閉難開先宜劆洗散瘀外敷搗爛生

地黄膏內服生地黄散

生地黄散　川芎　生地黄　羚羊角　大黄

赤芍　枳殼各一錢　木香一錢　水煎食後溫服。

撞刺生翳歌

撞刺生翳遮刺痕日久血瘀障翳生赤脉泛瘀經效
散柴軍歸芍草犀回
撞刺生翳〻症或被竹木簽刺成瘡因治療
不淨留痕日久瘀血凝積遂生翳膜赤脉滿目
泛痛淚出宜用經效散清熱散瘀也
經效散　柴胡錢　大黄錢　歸尾錢　赤芍一錢　甘草梢五分
犀角錢　　水煎食後溫服

水牛

三九

痛如鍼刺歌

痛如鍼刺心火熾，睛珠如同鍼刺痛，頭疼目眩眼系急，鍼後八正草梔灯，桑車扁蓄滑生地，竹葉生軍瞿麦通。

痛如鍼刺，乃心經毒火上熾，睛珠忽然極痛如鍼刺，微帶頭疼目眩，眼系緊急，先宜火鍼刺太陽穴，外散其邪，後服加味八正散，内泄其热也。

加味八正散　甘草　梔子　灯心草　桑白皮

車前　扁蓄　滑石　生地　苦竹葉　大黄

瞿麦　木通 各等分　水煎食後溫服

眼瘵歌

眼瘵皆因肝胆風瘵生皆瞼黑白睛外用廣大重明

洗内服荊羌防烏芎

眼瘵之症皆因肝膽二經風邪衝發所致或在上午

作

瞼邊背内甚則痒連睛珠痒極難忍外以廣大重明湯薰洗内服驅風一字散疎風散邪

廣大重明湯是卷末外治方内

驅風一字散　荆芥穗五錢　防風二錢　羌活二錢　川烏炮五錢　川芎五錢　右為細末食後薄荷湯調下二錢

衝風淚出歌

風淚初起冬月甚久則冬夏淚濛濛肝虛冷淚不疼

赤實則熱淚腫紅疼虛用補肝歸白芍茯芎熟地木
賊風實用茶調荊芥草賊防羌決菊膏芎
衝風淚出之症見風淚出和起則冬月甚夏月
輕久則冬夏皆然此乃肝藏虛風邪熱所致若
淚冷不赤不痛為虛宜用補肝湯淚熱腫赤疼
痛為實宜用川芎茶調散
止收淚補肝散　當歸二錢　白芍一錢　茯苓一錢　川芎八分　芝

熟地二錢　木賊一錢　防風一錢　水煎食遠溫服

川芎茶調散　荊芥　薄荷　甘草　木賊　防風

羌活　石決明煅　菊花　石膏　川芎各一兩

右為細末，每服三錢，食後茶清調下。

風赤瘡痍歌

風赤瘡痍皆瞼生，黑睛端好瞼爛紅，脾經風熱宜急治，火生翳膜遮瞳睛。加減四物湯：生地　苦參　牛蒡　薄

荊風當歸赤芍 天花粉 連翹 荊芥穗 川芎

風赤瘡痍者起於兩眥其黑睛則端然無恙維瞼邊爛而紅赤此脾經風熱上攻所致宜急治之久則恐生翳膜遮蓋瞳睛用加減四物湯

加減四物湯 生地 苦參 牛蒡子 薄荷

防風 當歸 赤芍 天花粉 連翹 川芎

荊芥穗各一錢 水煎食後溫服

收

以上

暴風客熱歌

暴風客熱胞腫疼淚多膿赤脹白睛原於肺熱召風

鬱菊花通聖可收功

暴風客熱者，胞腫疼痛淚多膿赤，白睛脹起。此症原於肺客邪熱，外召風邪。先宜劆洗，後用菊花通聖散，內清邪熱，外散風邪也。

菊花通聖散 見兩瞼粘睛下

傷寒熱病後患目歌

傷寒餘熱過食辛瞳散黑花澀淚頻紅腫痛用生犀飲羚防芩桂知芩參

傷寒熱病後患目者因餘熱未清過食辛熱而熱合邪以致瞳人散大時見黑花隱澀淚多紅腫疼痛宜用生犀飲清解其熱也

水

生犀飲

生犀飲

生犀角一錢 羚羊角一錢 防風一錢 黄芩一錢

桔梗一錢 知母一錢 茯苓一錢 人參一錢 水煎食後温服

肝虛積熱歌

肝虛積熱頻發歇 起初紅腫痛羞明 年深生翳漸昏暗

青葙丸用兎絲茺 生地青葙防五味 黑柴澤瀉細車

苓

肝虛積熱之症，時發時歇，初則紅腫疼痛泛淚

雖開久則漸重遂生翳膜視物昏暗宜用青葙子丸治

青葙丸
兔絲子一兩　茺蔚一兩　生地一兩　青葙一兩　防風一兩
五味三錢　黑參一兩　柴胡一兩　澤瀉一兩　細辛三錢　車前一兩
茯苓一兩　蜜丸桐子大空心茶送三錢

因他患後生翳歌

因患病後生雲翳赤爛日久翳遮瞳心無黄赤猶能

見羊肝丸蒺菊川芎決地梧槐連五味荆歸甘草蕤

仁風

因患他病後生翳者為患後生翳也初則去燗

日久漸生雲翳遮蔽瞳人視無所見翳者當細

看翳心若不黃赤猶能通三光者可治宜常服

羊肝丸可愈

羊肝丸

雄羊肝一具 白蒺藜炒去刺一兩 菊花去梗葉一兩 川芎三錢

石決明一兩生地一兩楮實子二錢槐角炒二錢黃連二錢
五味二錢荊芥穗二錢歸尾二錢甘草二錢蕤仁去油七分
防風一錢　右為細末雄羊肝一具滾水沸過和
前藥搗為丸每服五六十丸空心薄荷湯送下

脾生痰核歌

脾生痰核痰火結核形如豆堅不疼失治成瘻流膿
活血防風散結芷苓風黑桔前胡陳赤芍淅貝蒼朮花

粉同

脾生痰核之症因痰火結聚而成生於胞外皮內核形如豆堅鞕不疼宜用防風散結湯代痰散熱久而不治漸長為瘻破則成漏即難治矣

防風散結湯　白芷　黃芩　防風　黑參　桔梗

前胡　陳皮　赤芍　浙貝母　蒼朮　花粉

右藥各八分水煎食後溫服

天行赤眼歌

天行赤眼四時生傳染熱淚腫赤疼受邪淺深隨人化驅風散熱飲防風牛蒡將軍羌赤芍連翹梔薄芩歸芎

天行赤眼者四時流行風熱之毒傳染而成老幼相傳沿門逐戶赤腫熱淚羞明疼痛受邪淺深視人強弱強者先愈弱者遲愈宜用驅風散

收

熱飲風熾倍羌防熱甚倍大黄

驅風散熱飲　防風　牛蒡炒研　大黄酒浸　羌活　赤芍

連翹　梔子炒　薄荷去禾　甘草節　當歸用尾　川芎各等

小兒青盲歌

小兒青盲胎受風瞳子端然視物朦明目羊肝柏桂

味細菊羌連白朮同

小兒青盲者因胎受風邪生後瞳人端好黑白

分明惟視物不見有時夜卧多驚嘔吐清涎黄
汁宜用鎮肝明白羊肝丸久服可愈

鎮肝明目羊肝丸
羯羊肝一具用新瓦盆焙乾如大只用一半竹刀切片
柏子仁 官桂 五味子 細辛 菊花
羌活各五錢 黄連炒七錢 白术五錢 蜜丸空心開水研細服一錢

胎風赤爛歌

卅 胎
胎風赤爛緣胎熱目赤眵粘眥爛紅小防風湯羌梔 之

草歸尾將軍赤芍風

胎風赤爛〻症因在母腹其母過食辛熱或生汝乳母過食辛熱致令小兒凄目盡赤眵淚膠粘四眥濕爛宜用小防風湯治之

防風湯　羌活　梔子　甘草　當歸尾　大黃

赤芍　防風各五分　水煎空心溫服

癍瘡入眼歌

小兒瘢瘡入眼中赤腫難開澁淚疼久生雲翳如銀色肝經餘熱上衝暗紅花散用草歸地赤芍軍麴紫草紅

小兒瘢瘡之症因患痘時瘡生眼中赤腫難開澁淚羞明疼痛久則生翳如銀色此乃痘後肝經餘熱上攻睛瞳所致宜用紅花散清熱散麻其症自愈

卅一

六

紅花散　甘草　當歸尾　生地　赤芍　大黃
連翹　紫草　紅花各等引加竹葉十片灯心十莖煎服

轆轤轉關歌
轆轤轉關肝風盛，旋轉睛珠轆轤同，輕則瞳斜重反
背，初起鈎藤飲蠍芎，參防二麻殭蚕草，後服天冬飲
赤苓，羌活天冬五味子，人參知母蔚防風。
轆軲轉關之症，因肝經風邪壅盛，以致二目睛

珠旋轉不定與轆轤相同輕則瞳人偏斜重則瞳人反背而起宜用鈎藤飲踈散風邪定後用天門冬飲調理即愈

鈎藤飲 鈎藤一錢 金蠍炒一錢 薑 川芎一錢 人參一錢 防風一錢 麻黃三分 天麻一錢 殭蚕炒一錢 甘草炙一錢 不拘時並服

天門冬飲 赤茯苓一錢 羌活一錢 天冬一錢 五味子一錢 人參一錢 知母一錢 茺蔚一錢 防風一錢 水並服

此……亦

小兒生贅歌

小兒生贅生瞼內，初小漸大隱摩瞳，赤澁淚多脾胃熱，鈎割劆洗去痳紅。清胃散用車前子，膏軍柴桔黑芩風。

小兒生贅之症，生於眼胞之內，初起如麻子，久則漸長如豆，隱摩瞳人，赤澁淚出，此乃脾胃積熱上壅所致。先用手法或鈎割或劆洗散去外

病後用清胃散清其內熱

清胃散　車前子　石羔　大黃　柴胡　桔梗

玄參　黃芩　防風　枳殼　水煎食後溫服

小兒疳眼歌

小兒疳眼肝脾病腫疼澀淚翳遮瞳咬甲揉鼻合面

臥肥兒神麥蘗連同

小兒疳眼者初因飲食傷脾久則肝熱上衝腫

非

痛雖鬧隐訛淚勝漸生白膜雲翳遮睛外则揉

眉咬甲揉鼻喜合面而卧不喜擡頭宜用四味

肥兒丸久服即愈

蘆薈八分 白菊 里梔 蘇葉 苓 胡連 連喬 柴胡 查肉

生甘八分 辰花 防風 麦冬 炒芍 新會

四味肥兒丸

神麯炒 麦芽炒 蕪荑 黄連各等分

右為末水糊為丸桐子大空心白湯送服一錢

小兒通睛歌

小兒通睛因驚振看東及西視斜偏牛黄珠麝竺金

黛地龍蘇附珀油蚕

小兒通睛之病因驚地擊振致使目睛通瞻視偏斜看東反西視右反右急用牛黃丸踈風鎮驚久則即成難治之症

牛黃丸

牛黃三錢　珍珠三錢　麝香少許　天竺黃三錢　金箔量加為衣

青黛三錢　地龍三錢　蘇合油三錢　白附子炮三錢　琥珀三錢

香油三錢　殭蚕三錢

以上九味各另研細共為一

處用細甘草稍一兩薑汁次入蘇合油油香油
匀和藥為丸黃豆大金箔為衣薄荷湯化下
一丸忌一切酒麪辛熱生痰等物

眯目飛塵飛絲歌

眯目塵埃入目中淚泣難開睛痛疼初宜外治次生
蠲澀調散用草歸芎螵蛸赤芍蒼菊桔翹麻羌活大
黃同

卅

眯目者或飛塵飛絲風吹入目也其症淚多隱澁難開睛珠疼痛初宜翻轉眼睥用綿裹叙脚撥出眯物若日久生雲翳者宜用酒調散治之

酒調散

甘草　當歸　茺蔚　桑螵蛸　赤芍

蒼术　菊花　桔梗　連翹　麻黄　羌活

大黄煨

右為末每服三錢不拘時酒調下

七二

眼科心法　卷末

能遠怯近歟

近視昏朦遠視明陽光有餘損陰精須用地芝丸枳
殼菊花生地共天冬

能遠怯近謂視物遠則能見近則昏朦也蓋由
其人陽氣有餘陰精不足故光華散亂不能收
斂於近也宜用地芝丸養陰久服則目自愈

地芝丸　枳殻（三两，去穰）菊花（三两）生地黄（四两，焙乾）天门冬（去心，四两）
右為末，蜜丸桐子大，每服百丸，食後茶清送。
能近怯遠歌
近視清明遠視昏，陽光不足被陰侵。定志丸用菖蒲遠，硃砂人參白茯神。
能近怯遠者，非生成近視，謂平昔無此症，忽視物近則明了，遠則昏暗也。由其人陰氣偏盛，湯
七三

氣不足陽被陰侵是以光華不能發越於遠也

宜定志丸補心壯神神足則自能遠視也

定志丸

菖蒲一兩　遠志去心一兩　朱砂三錢研細水飛　人參一兩　白茯神一兩

右為末蜜丸桐子大硃砂為衣米湯服送十五丸

瞳人散大歌

瞳人散大風輪窄和熱蒸之風氣攻或因思慾痰寒

瘖地黃丸內芍歸芎防己丹柴知二地丹參獨蘗味

上海辭書出版社圖書館藏中醫稿抄本叢刊

寒羌

瞳神散大小風輪反為窄窄一週甚則一週如綫

乃邪熱內蒸風乘上攻所致亦有因憂思氣忿

疾大傷寒瘧疾後產敗血等症而成宜地黃丸

地黃丸 一名羌活退翳丸 白芍 一兩六錢 酒炒 歸身 五錢 酒炒 川芎 三錢 酒洗 防己 錢 酒製

丹皮 一錢 酒洗 柴胡 三錢 知母 三錢 蒸炒 熟地 焙 八錢 生地 尒 丹參 五錢

獨活 三錢 黃柏 五錢 酒製 五味 一三錢 寒水石 三錢 茺蔚子 五錢

右為末蜜丸桐子大空心白滚湯送三錢

瞳神縮小歌

瞳神縮小如纖簪勞傷精血損腎肝視不甚昏微隱
澀睛〔清〕腎抑陽黃蘗連朴決苓歸生地芍獨活知母枸
杞寒

瞳神縮小謂瞳神漸漸縮小如簪腳甚則如纖
乃淫慾勞傷精血虧損腎肝二經所致其症視

物不甚昏推覺蓋明隱混宜用清腎抑陽丸壯水以制陽也

清腎抑陽丸　黄柏二兩塩水製　黄連二兩酒炒　草决明炒一兩　白茯苓二兩　當歸一兩酒洗炒　生地　麦　白芍一兩酒炒　獨活　分　知母二兩蒜製　枸杞　桑

．寒水石二兩另研　蜜丸桐子大空心白滚湯送三錢

氣混昏花歌

氣混昏花肝腎病淫色勞瞻思慮傷四物五子車前

子覆盆枸杞兎絲當熟地川芎當地膚五膽膏宜外點良

亂澀昏花謂目覺亂澀不爽視物昏花也此乃肝腎俱傷之候或因嗜酒恣慾或勞瞻竭視或思慮太過皆成此症宜用四物五子丸滋陰養水略帶抑火以培其本也

四物五子丸

車前（酒蒸） 覆盆子 枸杞 兎絲（酒煮爛）

當歸 酒洗熟地 川芎 白芍 地膚子 各等分

右為末，蜜丸，每服二錢，不拘時鹽湯送下。

五膽膏 見外治方內

白眼痛歌

白眼痛痛不紅腫，紅絲赤脉沙澀疼，肺脾濕熱兼伏火，須辨赤脉三陽經，桑皮湯瀉元芩桔，菊草旋苓桑麥冬。

白眼痛者俗呼為害白眼其症不紅不腫沙澀疼痛多生紅絲赤脉乃脾肺絡傷濕熱兼氣分伏火上衝所致須看赤脉紅絲以辨三陽從上而下者太陽也羌活為使從下而上者陽明也升麻為使從外走内者少陽也柴胡為使宜桑白皮湯主之

桑白皮湯

澤瀉八分　元參八分　黄芩一錢　桔梗七分　菊花五分

甘草半　旋覆花一錢　茯苓七分　桑白皮七分　麦冬去心一錢

女子逆經歌

女子逆經血灌瞳，渴眼如朱努肉生，總因血熱經阻逆，通經蘇木大黄紅，芩連羌薄梔香附，生地歸芍賊草芎。

女子逆經之症，乃血逆上行，衝灌瞳人，以致滿眼瘀或生努肉，總因血熱經阻不行，因而上行

逆也宜用通經散破血通經其血露自退

通經散

蘇木一錢 大黄二錢 紅花二錢 黄芩錢 黄連錢 羌活錢 薄荷錢 梔子炒錢 香附錢 生地錢 當歸錢 赤芍錢 木賊二錢 甘草錢 川芎 右藥服分 水煎食後溫服 合勻每服二錢

行經目痛歌

女子行經目澀痛，眩暈頭疼雲翳生。去血過多肝臟損，當歸補血薄羌芎，柴胡蒺藜菊防草，生地當歸白

上

芎䓖

行經目痛女眼目澀痛頭痛眩暈腫澀難開生弱於黑睛上或如粟米或花翳白陷此因經行去血過多肝經虛損宜當歸補血湯治之

當歸補血湯

薄荷五分　羌活五分　茺蔚一分　柴胡八分

蒺藜一分　菊花八分　防風八分　甘草四分　生地三分　當歸尾

白芍一分　川芎八分

水煎食後溫服

妊娠目病歌

妊娠目病有餘症，須辨氣分血分翳。氣分旋螺瞳散大，天冬飲用茯苓知羌活防風參五味；血分癖血益凝胎，保胎芩芥歸芎草連翹芍地縮陳皮。

妊娠目病亦為有餘之證，有氣分血氣之別。屬氣分亦多見旋螺、瞳人散大，乃氣分之熱，宜天門冬飲；屬血分亦多生癖血凝胎翳障，乃血分

之熱宜用保胎清火湯以治之
天门冬飲 天冬錢半 茯苓一錢 知母錢半 羌活錢半
防風錢半 人參錢半 五味錢半 水煎食後溫服
保胎清火湯 黃芩錢半 荆芥穗錢 歸身錢 白芍錢
炙甘三分 連翹錢 川芎八分 生地錢 縮砂仁錢
陈皮錢 水煎食遠溫服
上一
產後病目歌

產後病目血不足病有三因治可通思哭勞瞻多內障嗜辛厚味外障成外因頭風〻爛濕四物補肝香附芎夏枯熟地歸芍草隨人加減可收功

產後患目乃去血過多不足〻症病雖有三因〻別而治法可以以加減變通內因亦多緣思慮哭泣成竭視勞瞻跂成內障須四物補肝湯倍熟地芎歸外因亦緣嗜辛辣厚味或因頭風

致成風赤溼爛，宜本方倍香附、川芎、夏枯草，隨症加減治之。

四物補肝湯

香附（三錢，酒製）　川芎（一錢）　夏枯草（一錢）　熟地（四錢，焙乾）　歸身（二錢，酒洗）　白芍（五錢，酒洗）　甘草（五分，炙）

水煎，食遠溫服。

附外治方

燉腫膏

膩粉（少許）　黃蠟（五錢）　代赭石（五錢，研細碾末，一兩）　黃柏（細末，一兩）　麻油（一兩）

用銅杓入油蠟同煎為膏

紫金膏

炉甘石 入大艮罐内盐泥封固用炭火煅一炷香以罐通红为度取起为末用黄连水飞过再入黄芩黄连黄柏汤内将汤煮乾以甘石为松花色四两

黄丹 入锅内炒黑色用草试之草灼提起水飞三次研极细末水飞净四两

青盐 水洗去泥钱 珍珠 三钱 白丁香 乳汁花开去渣五钱 硼砂 研细三钱 飞过 朱砂 研细三钱 轻粉 五钱

海螵蛸 钱 去皮研 枯矾 钱 硇砂 钱 当归 研细 钱 川芎 研钱 黄连 研钱 没药 五钱 乳香 钱

甘草 研钱 麝香 钱 冰片 钱 右药研细无声好白蜜

十五两入锅内熬去沫只用白蜜十两先下炉

甘石攪勻次下黃丹攪勻再下諸药不住手攪
勻如紫金色不粘手為度

石燕丹
炉甘石（照前方製四兩）　硼砂（一錢火煮）　石燕（一錢水飛）　琥珀（一錢水飛取淨末）
珠砂（一錢水飛取淨末）　鷹屎白（不如無用白丁香代之）　冰片（一分）　射香（一分半）
右為細末研至無聲用少許水蘸點眼大眥
枯澁無淚加熊胆白蜜　血翳加真阿魏
黃翳加雞內金　風熱翳加蕤仁

熱翳加珍珠牛黄　冷翳加附子尖雄黄

老翳倍硼砂加猪胰子

風膏　黄連　細辛　當歸　杏仁去皮尖為霜　防風

松脂各錢　白芷　黄蠟各一兩　麻油四兩　先將蠟油滚

化前藥共研為細末煅火熬膏貼太陽穴

摩障靈光膏　黄連剉如豆大一兩童便浸一宿晒乾為末　黄丹三兩水飛　當歸二錢曬

麝香錢　乳香錢　輕粉錢　硇砂錢　白丁香一錢

龍腦不 海螵蛸不俱另研细末 炉甘石六两以黄連一两煎淬七次研细

先用好白蜜十两熬五七沸以净纸搭去蠟面

除黄丹外下餘藥用柳木攪匀次下黄丹再攪

慢火徐徐攪至紫色將乳香麝香輕粉硇砂和

匀入上藥内以不粘手為度

廣大重明湯 防風 菊花 龍胆草 甘草

细辛各等分 水煎去渣帶熱薰洗

五膽膏 猪胆汁二錢 黄牛胆汁二錢 羊胆汁二錢 白蜜二两

鲤魚胆汁二錢 胡黄連二錢研末 青皮二錢研末 川連二錢研末 熊胆二錢

右將诸藥末與蜜並胆汁和匀入磁瓶内以细帋封頭牢繫坐飯甑中蒸待飯熟為度

撥雲膏 治眼目腫痛风热障翳瘴昏蒙者

製熟炉甘石濃煎黄連汁湯研而飛過三錢 黄丹水飛九次烘乾二錢 乳香三錢 没藥三錢銅器内炒去油研

硼砂一錢 海螵蛸滾湯煮淡去外皮三錢 冰片一錢 射香一錢 胆凡一分 右研極细末用好蜂蜜沸湯中燉炼滴水成珠入藥和匀磁器盛之不时点之殊効

眼科湯頭

眼科湯頭

《眼科湯頭》二卷，孤抄本，一册。編選抄録者不詳。此書高二十三點九厘米、寬十三點四厘米，版框高二十點一厘米、寬十一厘米，四周單邊，無魚尾、界行，有封面，無目録、序跋，封面題『味岐軒葉森珍藏』，書中『玄』『眩』不避諱。正文首葉有『中華書局圖書館藏書』朱色方形鈐章一枚。

第一卷分兩部分。第一部分爲《究講病源用藥切當問答七十有二》，缺末兩問，體例仿《秘傳眼科龍木論》，每問以證，答以病因，析以病機，附以方劑，佐以服法。七十問答共載醫方一百二十六首，其中點藥方四首，吹鼻方一首，餘皆爲内服方。凡纍次選用的醫方均注明在第幾問内，不重複書寫。第二部分爲《眼科秘本》，稱『抄録註講病源經絡藥性醫法秘方全集』，載四篇醫論。《飛鴻集序》從病因病機論述眼科病證。《太醫院秘授眼科序》，與明代太醫院龔廷賢所撰《銀海精微・序》内容基本相同，且較《銀海精微》更加完備，無漏字删减，應是另有所本。《選録眼科用藥》《藥性分品類各入經絡之用》皆言眼科用藥。前者與《本草綱目・百病主治藥・眼目》内容基本相同。後者以五藏和功效爲綱，將眼科藥物分爲二十類，每類下載有入經絡藥六至三十四味不等。

第二卷主要論述五輪八廓、眼障歌訣、針灸用方等。《五輪所屬》《五輪之病圖》將眼目五輪與五藏五行、八廓經絡相聯繫，構成具有系統性的病因病機、辨證施治理論。如東方肝木在眼爲風輪，貫清净廓，屬膽經，病因肝發熱，治宜泄肝補腎。《八廓之書》依據水、風、天、地、火、雷、澤、山八廓闡釋眼科病證之傳遞變化。《對症定方》載六十四種内外翳障的症狀病屬、去翳針法、内服方藥等，部分翳障下附歌訣，如『圓翳内障』載歌訣：『圓翳猶如水上盤，陰陽大小一般看。

金針一撥分明見，丸散須醫腎與肝。』後附治方鎮肝丸、虎精丸、聚寶丸等六首方名，未列方組。書中部分歌訣與明代《明目神驗方》內容相同。

是書內容多援引他書，然全書字體疏朗，內容扼要，條文清晰，醫理通達，選方精當，是一部頗爲實用的眼科醫著。成書年代及撰者有待考證。其中《太醫院秘授眼科序》篇可用于《銀海精微》襲序的校勘之用。

（張雪丹）

目録

味岐軒葉森珍藏

眼科湯頭

究講病源用藥切當問荅七十有二

第一問目赤而痛者何也○荅曰此五臟之毒傳流于肝目故赤而痛也○當用酒調散。當帰散。四順散。八正散

酒調散 粉耳草 川大黄 桑螵蛸 川芎 火麻子 當帰 赤芍 連喬 甘菊 麻黄 羌活 烏薬 蒼术

以上各等分為末 每服二三錢温酒調服

當帰散 當帰一兩 川芎一兩 菊花三兩净 大黄一兩 黄芩一兩 又蚊蛆每服三錢 水一鍾半煎至七分加薄荷十片在内煎去渣服

四順散 當帰 赤芍 甘草 大黄 以上等分每服三錢 加木通少許 竹葉七片煎至七分温服

八正散 扁豆蓄 大黄 瞿麦 木通 滑石 車前子 梔子 甘草 以上各等分每服三錢 水鍾半煎至七分温服 外加灯芯廿寸

第二問目赤而不痛者何也　答曰此肝熱也肝者血之源肝應于目肝盛則血盛流注四肢血氣攻實于目血凝于睛睛受肝血故赤而不痛也

撥雲散　當歸散　道赤散　順肝散

撥雲散 甘菊　防風　白蒺藜炒去刺　甘草　羌活　柴胡
以上各等分爲末每服三錢水一中煎至七分將卧服之

當歸散 在第一問方同

道赤散 生地　木通　梔子　黄芩　甘草
以上各等分每服三錢水一中半加竹葉七片煎至七分温服

順肝散 防風　木賊　甘草　荆芥　当归　蟬脱　蒼朮　赤芍
草决明　密蒙花　以上各等分爲末每服三錢清茶送下

第三問目赤而昏者何也　答曰此肝虚也肝虚則火發發則木焰火屬于心心血貫于目眥侵于瞳人故赤而昏也
宜用活血散　黄芪散

活血散 当归 黄芪蜜炙 没药另研 熟地 川芎 羌活 甘菊 麻黄去节
蒼术去皮 白茯苓 以上各等分为末煉蜜為丸如弹子大每服一丸嚼烂清茶下

黄芪丸 黄芪 芍藥 防風 蒺藜去刺 牡丹皮 没藥 以上各等分为末酒和
为丸如桐子大每服三十丸食後鹽湯下

第四問 大眥而赤者何也 荅曰此心之实也五輪分布
大眥屬心心者帝皇之主位南方其候象火火色
赤乃心寔也故大眥所以赤也

三黄丸 洗心散 又洗心散

三黄丸 大黄二两 黄連四两 黄芩四两 以上为末煉蜜为丸如桐子大每服二十丸清
茶送下若不効加上十丸取痢下也此藥能退心经邪熱

洗心散 甘菊四两 蒺藜二两去刺 黄連四两 甘草一两 以上为末子前并服一钱食後
米泔水调服

又洗心散 当归一两 白芍一两 甘草一两 麻黄一两 荆芥一两 大黄[illegible] 白术 独活各为末每服二钱水
鐘半加薄荷七叶去渣温服

第五問 小眥而黄者何也 荅曰此心之虚也心者五臟
之根源上應熒惑位列南方五行生殺火生土火

乃土之母土寔則火虛故小眥黃此心之虛也

珍珠膏　人參茯苓散　定志丸

珍珠膏

羌活两　当归两　芦会两　脑子三钱　乳香三钱　枯矾不熟蜜四两　以上为末同蜜一處用竹筩納藥入内扎緊封口沸湯煮半日用綿濾干加腦乳入磁罐内埋地潭中半月取出不可見鐵器　每用粟粒化點之

後服人參茯苓散

人參茯苓散

紫團參　白附子二两　白茯苓三钱　川續斷三钱　姜蚕二两炒　甘草两炙　以上为末煉蜜为丸如彈子大每服一丸細嚼白滾下

定志丸

石菖蒲　人參　白茯苓　天冬　麦冬　遠志各两　以上为末煉蜜为丸如桐子大每服三十丸用人參湯送下

第六問

白眥多者何也　答曰此肺之寔也肺者乃是西方金金生水水滿則流溢肺屬金其色白故五輪入廓淚乃肺之津液結而為眥粘硬于睛此肺之寔也　当用

瀉肺湯

桑白皮　地骨皮　以一钱　甘草　知母　以上各等分為末每服三钱　水一中半又加古米一撮同煎至七分溫服

三白散 桑白皮 牡丹皮 地骨皮 以上各等分 每服一錢水中半盞煎至七分溫服

第七問 眵淚雖出而不結者何也 答曰此肺之虛也肺屬金受心火之邪金遇火則衰化為流溢于淚堂故虛而清也

阿膠散 阿膠 蛤粉一兩半 炒牛蒡子一兩 甘草一錢 大米一兩 款冬花一錢 馬兜子一錢 以上為末每服一錢水中半盞煎至七分服

艾煎散 艾葉醋炙 晚蠶砂 當歸 秦艽 以上各等分為末醋煮一合米為丸如桐大每服三十丸 用桑葉煎湯送下

第八問 其眼羞明怕者何也 答曰此脾之實也脾屬土土化澀澀氣相傳于肝肝受脾澀脾主肌膚壅熱于肝故羞明怕日也此病屬太陰

蜜蒙花散 枸杞 白蒺藜 青葙子 石決明 蔓荊子 羌活 木賊 以上各等分為末 每服一錢清茶送下

重光湯　山菊花　石决明　防风　甘草　以上各等分为末　每服三分　水中半煎至八分凉服

第九問　目視物不明何也　答曰此脾臟虚也目有五輪屬肝氣盛則脾受剋脾五臟有白青黑黄赤黄輪屬脾目本應肝其色被剋則津液傷則目睛黄昏壅視物不見也

蒼朮散　蒼朮　玄参　遠志　芜蔚子　銀柴胡　以上各等分為末每服三分水中半加陳皮煎至七分服　或服重光散亦可

第十問　芒芒似黑花及蝇翅者何也　答曰此腎之实也腎屬水其位居北其色黑腎者肝之母腎水虧則肝無滋故肝受邪傳于肝经胆者目之经络神水之源腎邪入目故芒芒黑花似蝇翅

茱苓湯　猪苓　澤瀉　木通　車前子　滑石　扁豆　梔子　扁蓄　大黄　黑狗脊　以上各等分為末　每服三分水中半煎至八分服

拾一問　迎风有淚者何也　答曰此腎之虚也　五輪黑睛屬腎目者肝之外肝目生风邪客于目皆肝屬木木生风故迎风多淚矣

石燕子散　石燕一两煅　琥珀一两　羚羊角一两　以上爲末　每服一钱　薄荷湯下

僵蚕沙散　蚕沙一两　芭戟一两去心　川楝一两去核　紅藍花一两半　凌霄花一两
以上爲末　每服一钱用三白酒服

當歸艾醋丸　艾葉醋炙　当归　防風　肉蓯蓉　桑葉　山药　牛七　粉耳草
以上各等分爲末艾葉湯和丸如彈子大　每服一丸清茶下

拾二問　赤脉附睛者何也　答曰此心剋肝也心屬火火主血肝屬木木主筋血侵于筋
筋者肝之候目者肝之應流傳于目浸漸灌溉故赤脉附睛也

大黄散　当归　白芍　甘草　大黄
以上各等分爲末　每服一钱白滚水調下

當歸散　当归　甘菊　甘草　大黄　青葙子　以上各等分爲末　每服一钱滚湯送下

拾三問　白膜遮睛者何也　答曰此肺剋肝也肺屬金肝屬木金剋木金色白風邪在
肺其經大旺白輪勝于青輪浸漸灌交金木相刑故曰白膜遮睛也

連翹湯　連翹　夏枯草　香附　各等分爲末每服一钱清茶送下

蟬花散 黄連一兩 炙草一兩 蟬退一兩 蛇退十條 用蒲纏蛇殼在上用蜜炙共为末
每服一兩蜜湯送下

蜜蒙花散 蜜蒙花 夏枯草 甘菊 防風 川芎 梔子 各等分為末
每服一兩薄荷湯调送下

拾四問 迎風帶淚痒者何也 答曰肝经風邪肝木生風又被外風發中燥動即痒
也宜服荆芥散

荆芥散 荆芥 菊花 蔓荆子 甘草 蒼朮 香附 石决明 草决明 白芍
以上各等分 共一劑水煎食後服

拾伍問 有早晨昏者何也 答曰此乃頭風攻注于目頭為諸陽之首早晨陽氣旺
故知頭風攻于目卯時木風于生故早晨昏也

蒺藜散 蒺藜 茯苓 甘草 防風 川芎 羌活 当归 白芍 蛇殼炒 蒼朮 香附
石决明 草决明 共水煎食後服

又方 川芎 細辛 防風 羌活 川烏去皮尖炒
各等分為末每服一兩鹽湯下

拾六問 日正中候昏者何也 答曰此病作子巳午未時陽氣大旺心火剋肺金壅
瘀寔或痒身又發熱故目昏澀于日中也

辰砂半夏丸 辰砂水飛另研 製半夏 南星 杏仁去皮尖 五靈脂 葶藶 以各等分末麵和為丸 每服五丸姜湯下

拾七問有翳間昏者何也 答曰此是胞損也其陽之物行于陰道在申酉戌時宗邪風毒入于目故翳昏也

地黃丸 熟地 兔絲子 牛七 甘菊 枸杞子 各等分為末蜜丸如桐子大 每服三十丸鹽湯下

拾八問日間痛者何也 答曰陽之盛也經云晝則陽生夜者陰生少陽者膽之經旺在寅絕在申一陰之氣攻之只夜不痛故晝者痛也

乳香丸 乳香木 沒藥木 當歸 玄胡索 南星泡淨 川烏泡 木鱉子去油殼各兩 全蝎三个 百草霜 附子一枚泡去皮 好墨半 草烏半泡 五靈脂 以上共為末蜜丸彈子大 每服一丸作四服薄荷湯下

瀉心散 黃連 黃芩 知母 玄參 大黃 防風 各等分每服四錢水中半盞七分溫服

拾九問夜間痛者何也 答曰此陰之毒也陰氣靜陽氣動氣血散漫而行之陰道宗邪冲之使宗邪大盛氣者屬陰在申時痛至寅時乃陰之定也

茴香丸 小茴香炒半 赤小豆半 川烏泡去皮 川楝子去核 威靈仙 萆薢各二兩 川椒 防風 陳皮各二兩 烏藥半 地龍炒去土 各為末酒和為丸桐子大每服三十丸鹽湯下

二十問 浮翳遮睛者何也 答曰此肺經大熱也肺屬金其色白肺者氣之源肺氣日盛只溢壅于白睛灌注于瞳人故有白膜遮睛此肺之太旺也

瀉肺湯 羌活 黄芩 黑參 桔梗 大黄 芒硝 地骨皮 已上各等分
每服五錢 水中半煎至七分溫服

順心丸 生地四兩 大黄二兩 當歸二兩 瓜蔞仁三十枚 皂角熬膏八兩 以上為末皂角膏和丸如桐子大 每服三十丸井花水下

三黄丸 方在第四問

四順丸 大黄 川芎 梔子 赤芍 當歸 生地 甘草 朴硝 枳殼 有氣加烏
附 各等分為丸 每服三錢 水煎服亦可

廿一問 蚫螺夾睛者何也 答曰此五臟所損也睛者五臟六腑之宗源肝臟積毒內發癧疽肝臟遍損攻發于目或生疔瘡膿血結硬其睛突出故蚫螺突睛也

救睛丸 防風一兩 犀角末 羚羊角一兩 白蒺藜炒去刺 人參 玄參 桔梗 知母各一兩
每服三錢水中半煎至七分食遠溫服

蟬花散 蟬花二兩 山菊花四兩 蒺藜二兩炒去刺 以上為末每服三錢清茶下

黃連片腦膏 黃連 當歸 芦薈各一兩 片腦二分 乳香一分 烟砂五分去石 青塩一錢 射香一分 白凡一錢 熊胆一錢 以上為細末篩淨煉蜜四兩合同用竹筒納茱油帋封口扎緊沸湯煮半日忌鐵器用綿濾過加入腦射埋地潭中一夜 每用粉米大另用点之

珊瑚琥珀膏 珊瑚 琥珀 珍珠 乳香 片腦 石决明 以上各等分為末与羔調膏濾去渣点之

念弍問 青膜遮睛者何也 荅曰此外障也目者神之源精華之府五臟蘊積熱氣相攻發于目肝屬木木色青故青膜遮睛也

蟬花散 在二十問

救睛散 同二十一問

海螵硝丸

决明散 石决明 川芎 香附 甘草 甘菊 木賊 蒼朮米泔水浸已上各一兩 以上為末 每服一錢食後茶送下

復明膏　南硼砂　玄胡索　蕤仁　鵝油　海螵蛸四枚　片腦　射香少許　以上各等分為末候入腦射用蜜膏攤在碗內用蘄艾火燻之用竹刀挑出所燻並熬水一碗熬至三分去渣点之

洗肝散　龍胆草　生地　大黃　黃芩　白芍　當歸　川芎　薄荷　水煎服

又方　前胡　柴胡　秦艽　細辛　升麻　蕤仁　梔子　草決明　亦水煎服

念三問　瞳人背傾者何也　答曰五臟枯渴也外應五色內應五臟五行應變昇降為先氣血皆衰榮衛干枯而瞳人背之倒仰也

救睛丸　在二十一問

琥珀膏　亦二十一問

活血丸　第三問

當歸鹿茸丸　當歸一兩　鹿茸　朱砂　山藥　五味　沉香　生地　人參　澤瀉　以上各等分為末煉蜜為丸如桐子大　每服三十丸溫服

夜光椒紅丸　川椒身去核米泔水淨炒黃色　山菊花　密蒙花　紫巴戟　志各一兩　枸杞　款冬花　旋覆花各一兩　共為末酒和為丸如桐子大　每服三十丸　空心鹽湯下

五肝丸 生地 大黄 当归各两 瓜蒌三十枚 皂角八两煎膏 以上共為末皂角膏和丸
如桐子大 每服三十丸 新水送下

磨黄省風湯 羚羊角 犀角 防風 大黄 黄芩 桔梗 玄參 以上各等分為末
每服一錢 水中半煎至七分 空心服

念四問 頭昏目暈前似赤白心乱者何也 答曰血之衰也血之經絡周流于百脉血衰只百
脉不旺〻〻只太陽本經〻〻則昏倒睫頭者諸陽之首陽脉不應太陽逆而不行而生星也

芎藭散 芎藭 川烏 仙靈皮 白芷 羌活 白附子 甘草各八錢 石膏一两半 冰片少許
已上為末 每服一錢 薄荷湯下或茶下

活血散 在第三問

石膏丸 石膏 防風 白芷 甘草 川芎 羌活 当归 白芍 熟地 以上各等分煉
蜜為丸如彈子大 每服一丸細嚼茶下

念五問 不痛不痒赤昏者何也 答曰因氣衰榮衛不和榮屬陰好静衛屬陽好動血流
氣升水升火降九竅和暢榮衛通焉血結壅滞氣滞麻痹陰散陽熱所不痛痒而赤昏也

透經榮 丁香 木香 松香 甘草各八錢 白豆蔻一两 砂仁五錢 以上共為末
氣散 每服一錢 加鹽少許 滚水下

順氣湯人參 白朮 茯苓 烏藥 陳皮 青皮各二兩 甘草 共為末每服二錢水中半盞七分温服

通明蟬花散蟬退 羌活 旋覆花 夏枯草 白蒺藜 木賊 独活 蒼朮 各等分為末 每服一錢食後清茶調下

二十六問赤而熱痛者何也 答曰此血寔也经属阴络属阳经主血络主氣氣盛則肝熱血盛則肝實故兩目赤而痛也

牡丹丸当归 生地 熟地 牡丹皮 甘菊 羌活 各等研末為丸如桐子大 每服三十丸 麦冬湯下

當歸散在第一問

二十七問赤脉侵睛者何也 答曰此肝虛也邪熱冲肝肝虛血散流攻兩目故赤脉侵睛也

補肝丸当归 車前子 白芍 甤仁 川芎 楮實子 防風 熟地 以上為末煉蜜為丸如桐子 每服六七十丸滚水下

連翹湯大黄 白芍 連翹 当归 龍胆草 荊芥 梔子 各等分為末 每服二錢水中半煎七分半服

五灵脂散

五灵脂一兩　當归半兩　黄芩一錢

以上為末　每服一錢米泔水调服

二十八問

久昏似物遮者何也　答曰此衛經之實也衛主氣經曰衛在上而為天榮在下而為地素問之氣清分而為天濁氣分而為地清陽發腠裏濁陰發五臟五臟心肝脾肺腎脾胃重濁之氣干犯清陽致肝邪流于目故昏如物遮物也

木賊湯

木賊　蒼朮米泔水浸一夜　當归　黄芩　甘草　防風　各等分

每服半　水中半煎七分服

連翹湯

在二十七問内

二十九問

痛而發冷者何也　答曰此衛之虚也衛為陰氣耗減胃水有虧則虛本犯清陰易入邪勝正故目痛而增宍也

附子猪苓湯

附子　猪苓　白茯苓　白朮各半兩　桂官一錢　澤瀉一兩

水煎每服半

白朮散

白朮　人參　藿香　甘草　茯苓　木香

已上各等分為末每服一錢滚水调下

益黄散

丁香一钱 陳皮 青皮 百子皮各钱
共為末每服一钱水中半盞七分服

第三拾問

目痛而臉熱者何也　答曰此榮之実也榮屬陰而發熱衛屬陽而發寒榮
衛者陰陽之道路在上爲陽屬心與肺在下爲陰屬腎與肝心血勝旺
少陰君火上炎而目痛而熱也
当用

洗心散

大黄煨 甘草 当归 麻黄 赤芍 白朮 荊芥各两
每服三錢水煎 加姜三片 薄荷七分 煎至七分溫服

解肌散

升麻 麻黄去节 半夏 赤芍 甘草 甘菊各钱 以上爲末
每服一钱水煎服 用烏梅湯下

菊花餅

菊花 柏子 黑豆細 枸杞各两 蒼朮四两浄 将蒼朮切細片同已上药煮乾焙
燥研細末糯米粥和丸捏作圓模樣像餅每服弍五枚咬咀清茶下

三十一問

乍明乍昏者何也　答曰榮之虛也榮衛陰陽道路氣血之宗源榮衛流利氣血淖
行榮衛交爭不及于衛則傷睛故有乍明乍昏也

木香調氣丸

蜜蒙花两 甘草两 石決明一两鹽乾爲度 仙灵皮 防風 甘菊 青箱子
各两 飯上蒸三次日乾爲末煉蜜為丸桐子大每服三十丸清茶下

夜光椒紅丸　在廿三問

當归艾葉湯　在十一問

三十二問　左赤傳右者何也　荅曰陰経太旺也有陰中之陰肝也陰中之陰心也
心经熱積蘊于肝肝愛心和傳于目左目屬太陰右屬太陰左傳右太陰经旺也

木賊湯　在廿八問

三黄丸　在第四問

洗心散　在三十問

三十三問　右赤傳左何也　荅曰乃陰絡太旺也脉有陰経絡亦陰経絡経屬肺肺氣之
金行流傳于右目傳于左似肺中有邪熱太陰経旺也

橘皮湯　橘红　桔梗　甘草　大黄　地骨皮　各等分
每服三錢　水中半盞七分温服

道赤湯
生地　木通　甘草　梔子仁　各等分
每服三錢水煎　加竹葉七片，煎七分服
在二十問

瀉肝湯
三十四問
左右相傳者何也　答曰此氣血攻衝也肝臟不足與風邪所使熱氣相爭
左右往來脉有偏勝偏衰故相傳不休也

芍藥湯
芍藥　防風　當歸　川芎　生地　大黄　地骨皮　各等分
每服四錢水煎溫服

三十五問
赤而濕痒者何也　答曰風邪攻冲于肝也肝為厥陰經而化風也內邪相攻風
熱相搏所致而淖故痒而濕也

芍藥湯
在三十四問　二霜丸

清華散
細華　川芎　人參　知母　黄芩　甘草
各等分為末每服三錢　荊芥湯送下

三十六問
兩瞼赤爛者何也　答曰風濕之氣使也目者精華之宗血脉之源魂魄所
聚風邪感于胰脾濕氣相爭停畱于脾經致使兩瞼之間故侵而濕爛也

除温丸　南星　当归　防风　白芷　赤芍　乳香　没药各二两　共為末酒和為丸每服三十丸温酒送下　如梧桐子大

在二十三問

麻黄首風湯

三十七問　眼睛通黄者何也　答曰此酒之毒也渴以飲酒似將水醉後狂津行房而腎氣內耗酒毒入于脉分火邪随经流注于目引酒之毒灌注瞳人故眼睛黄也

雄黄丸　雄黄　蒲黄　当归　生地　赤芍　各等分為末酒和為丸桐子大每服二十丸陳皮湯下

管仲湯　管仲一两　蜜炙甘草二两炒　共為末每服三钱　水煎七分温服

三十八問　不能遠見者何也　答曰此膀胱傷肝臟也乃肝之外候䏰裂氣散故有此症又云遠視不能近觀脉有餘脉不足乃血虚氣盛火有餘元氣不足法宜補腎丸　地黄丸之主

有近視不能遠看脉不足脉有餘　宜用補心丸　定志丸

補肝丸　在二十七問

蟬花丸　在二十一問

三十九問

目疾年年發者何也　荅曰此隨天時節令而行也经云冬〻至之後得甲子少陽旺復得甲子少陰再得甲子厥陰旺各六十日六六三百六十日其氣一周假如太陽经受病與來年及至六十日而發也当隨令而療之假如太陽受病瀉火是也

目緊細小者何也　荅曰此脾之損也经云脾主肌肉飲食失節只致血脈傷使肌肉消風邪客于腠理致肌膚清瘦穴邪上攻以目故而緊細小也

第四十問

人參和脾湯

人參　白朮　茯苓　甘草　木香　陳皮　五味子　細辛　各等分

為末每服五錢　加姜三片　大棗二三枚　水煎食後溫服

猪肝丸

黃連二兩用童便浸一夜　蚌粉五錢水飛　海螵蛸一兩去殼

以上為末同猪肝搗爛和丸桐子大每服三十九用米湯下

四十一問

拳毛倒睫者何也　荅曰乃肺之損也肺為五臟之華蓋主于皮毛经云肺主皮毛肺損則散而毛落拳毛倒睫者肺損之故也

補肺湯

細辛　五味子　茺蔚子　防風　藁本　知母　黃芩　川芎

各等分每服五錢水煎食后溫服

阿膠散

阿膠一兩　蛤粉炒　熟地　薯蕷　五味子　貝母　梔子仁　白茯苓　百部

丹參　杜仲　各一兩　麥冬去心　遠志肉　人參　防風　各一兩半

為末蜜丸桐子大每服一丸水煎[illegible]湯服

四十二問

努肉侵睛者何也　答曰此脾受毒也　脾乃倉廩之官　肌肉之府　毒氣攻冲肌肉壅塞　心受脾邪傳流于肝故兩目生努肉也

防風丸

防風　天麻　川芎　甘草各兩　硃砂五錢　已上為末煉蜜為丸每兩分作十丸硃砂為衣每服一丸荊芥湯送下

三黄丸

方在第四問　先服三黄丸后服防風丸

四十三問

累年紅赤者何也　答曰此風熱傷肝上攻眼目也肝主木風邪數年傷之則目皆赤肌肉肢體虛怯口燥熱之氣不得散故積年紅赤也

麻黄蒼風湯

在二十三問

活血散

在第三問

牡丹皮丸

在二十六問

四十四問

兩目不時腫者何也　答曰乃風毒也目者肝主外應肝經虛則不足冷風相擊或冒風熱毒上冲于目故兩瞼経校數日不散因風而發所為風腫也

消毒散

荊芥　防風　甘草　牛蒡子　右為末水煎食后服

洗心散

在第四問

犀角飲

犀角　羌活　甘菊　蒺藜　石決明　木賊　蜜蒙花　各等分

每服米清茶下

瞿麥散

瞿麦 黄芩 木通 車前子 甘草 猪苓 滑石 各一钱 大黄二钱

每服四钱 水煎空心服

四十五問

眼珠脱出者何也 答曰臟腑陰陽不和也目者陰陽之精魂魄之宗肝臟之候風壅痰飲漬于臟腑之中蘊精生熱攻冲于目使睛疼甚故珠脱出也

陰陽散

甘草 猪苓 官桂 各等分 救睛丸在二十一問

每服四钱

五和散

人參 茯苓 肉桂 陳皮 桔梗 姜半夏 甘草 以上各等分為末

每服二钱 姜湯下

四十六問

眼前時黑者何也 答曰此肝經之虛也目者肝之外候臟腑之精華血氣精液之宗肝虛血弱不榮于目腎水昏濁如淡白之遮也

補肝散

阿膠蛤粉炒一两 牛蒡子一两 炙草 五钱 紫菀五钱 款冬花一两 粟殼一两

每服二钱 水煎食后服

夜光丸

青葙子 枳实子 牛蒡子 車前子 生地 熟地 白蒺藜 連翹 川芎 山梔 菊花 柴胡 各等分為末蜜丸茶下

四十七問

眼番血出者何也 答曰此厥陰肝經旺也其脉起于足大指之端經絡于肝肝血大旺風熱淳濁血灌白睛或赤或往眼內出血謂之亂血也

退血散

当归 没药 甘草 生地 黄芩 彭香 赤芍 各等分為末每服二钱好酒下

道赤散 在第四問 **芎羌湯** 在三十四問

目流淚者何也 答曰此肝臟熱盛也或憂愁悲泣过度只火邪集于臟腑毒氣奔于淚堂故時有淚流也

四十八問 補肝丸

車前子 当归 白芍 蕤仁 川芎 熟地 防風 枳实子 二霜膏 帐之 各等分為末煉蜜和丸如桐子大每服六十丸滚水下

益脾丸

人参 白术 当归 赤芍 甘草 甘姜 各等分為末蜜丸 每服三钱滚水下

二薑丸

干姜一两 良姜一两 共為末蜜和丸每服三钱滚水下

四十九問 橘皮湯

大病后昏花者何也 答曰此五臟不調陰陽否塞也血氣不均只致神光虛弱茫茫昏昏五臟不和故致血氣衰也

在三十三問

黄芪湯

黄芪 防風 烏药 牡丹皮 茴香 蒺藜 各等分為末酒糊為丸桐子大每服三十丸盐湯送下

人參芍藥湯 人參 芍藥 甘草 各等分 咀片 每服四錢 水煎服

第五十問

陰毒病後目昏者何也 答曰此下虛也五臟為陰六腑為陽久則邪熱退而正氣復目自明矣經制利則臟腑內動故乃目微昏也

蒼朮湯 炙甘草七錢 桔梗二錢 蒼朮八兩米泔浸炒 共為末 每服二錢 鹽湯下

鱉甲柴胡湯 鱉甲一錢 柴胡一錢 貝母一錢 秦艽一錢 茯苓 干葛二錢 白芍二錢 右為末 每服二錢 好酒送下

五十一問

陰毒病後攻注目昏者何也 答曰此熱過極也或服熱藥或燒針灸火病亦退風邪沖擊新病起肝氣火盛風火相乘故目有微昏也

三黃丸 在第四問 瞿麥散 在四十問

菊花散 菊花蕊四錢 蒺藜三錢炒去刺 黃連五錢 甘草一錢 以上為末 米泔水調 每服四錢 食後服

五十二問

遇水腹疼者何也 答曰乃冷氣沖肝也遇水兩延腫紅之下乃大谿火也名曰液溜穴也即湧泉也湧泉穴者腎之經也絡于膀胱其直從腎衛灌于肝也肝者

目之外候邪氣攻之故目昏也

附子猪苓散

附子　猪苓　白术　茯苓　肉桂　泽泻各等
每服四錢　水煎服

五十三問

妊娠孕婦目昏者何也　答曰此血之枯也孕婦以血養胎血不盈肝肝氣不足故目昏也

龍肝散

伏龍肝　川芎　当归　赤芍　生地　甘草　白芷　各等分为末蜜丸桐子大

株紅丸　在二十四問内

凌霄花散　凌霄花　当归　各等分為末蜜丸桐子大　每服二十丸空心湯下

五十四問

產後目昏者何也　答曰五臟血氣皆日虛也孕妇臨產時出血太多肌肉寬慢骨節解散筋脈伸浥真氣不足只五臟有勞而不固故目多昏也

菊花散　在五十一問

活血散　在第三問

五十五問

小兒生來未滿週歲而目赤爛者何也　答曰此胎毒也初生之時落湯洗浴眈悞于久外感風邪洗滌二目不淨或未揩乾故有風爛也

樺皮散
樺皮燒灰存性　乳香　研爲細末乾摻以目角

南星散
南星末　防风末　赤芍末　当归末　天麻末　以上爲末每服一錢水煎荊芥湯下

黄連散
黄連　黄柏　細辛　桑白皮　各等分每服一錢
又用灯草几根槐枝一莖棗三枚以石器內煎去渣洗眼神効

五十六問
小兒瘄疹初发入于目者何也　答曰小兒在母腹中飲其血氣食其胞胎之
中穢濁以生之後洛時不快手撈出口內毒血吞食腹中伏于臟腑之間故有痘
疹入目是臟发毒也

犀角蜜蒙花散
白蒺藜　菊花　石決明　密蒙花　羌活　犀角　木賊　各等分
爲末每服二錢茶送下　**通明蟬花散**在卄五問

五十七問
小兒眼生瘴翳者何也　答曰目者五臟之精華肝之外候小兒純陽外感风热
内有痰積鬱冲于肝攻发于目變生翳瘴也

通明蟬花散方在二十五問　**菊花散**在三十問　**珊瑚琥珀膏**點之　方在二十一問

五十八問

半夏丸

小兒目生白膜何也　答曰此肺壅痰實積熱攻冲肝也肝屬木木秀清之物痰熱攻冲灌注童人內損動傷黑暗睛悉白漸染散滿目中皆白名曰白障

半夏姜汁炙十沸　防風　南星姜汁煮十沸　露蜂房　五灵脂　枯凡　蟬脫　姜蚕　雄黄　殊砂各一兩　以上各為末滴水為丸如菉豆大每服五丸薄荷湯下

菊花散

在三十[illegible]問

通明蟬花散五問　珊瑚琥珀膏在二十一問　救睛丸在廿三問　順肝散第二問

五十九問

參菊花散

小兒青盲何也　答曰此稟賦之病也小兒臟腑未實飲食冷物過食臟氣不實不痛不赤故青盲也

人參　羌活　蟬退　蒺藜各一兩　菊花八兩　以上為末每服一錢清茶下

蠏黄散

芦甘石煅一兩　金一兩　黄連一錢　海螵硝一錢　滑石二分　以上為末每服一分滾水下

決明散在二十二問

犀角羌活

犀角　羌活　川芎　天麻　青皮　白芷　藁本　旋覆花　南星　各等分為末姜汁和丸如桐子大每服二十丸清茶下

第六十問

小兒青盲雀目何也　答曰小兒蘊熱風邪傷血經絡凝滯陰陽不和榮衛不通使兩目晝夜皆暗故有雀目青盲也

熊膽膏

熊胆二钱 黄連二钱 白蜜半斤 硼砂钱 皂角钱 腦子钱 蕤生廿个去油壳 先黄連末同蜜入竹筒内用油帋数層包口用水煮一个時辰取出去渣将各药末同入攪匀收貯磁瓶内封口臨用時取用点之之眼

通肝散

羚角 白芷 防风 荆芥 人参 知母 当归 赤芍 共为末每服钱清茶下

六十一問

小兒眼目生瘡何也 答曰此客邪入于腠裏與氣相搏盖因洗浴之時拭之不乾穢露所侵遇風者黄如粟之狀連臉損爛生瘡也

省風湯

大黄 羚角 防风 黄芩 黑参 各等分 每服四钱水煎温服

三白散

白芷 桑白皮 陳皮 乳香 当归 各一钱 共为末每服钱滚水調下

六十二問

臉上風粟何也 答曰此脾肺受風熱也脾者肌肉之府肺者皮毛之原熱邪相襲肝主虛弱風邪冲搏發于兩眩如粟米之形故成風粟隱澁痛也

省風湯

在六十一問

六十三問

青盲有翳羽何也　答曰肝者木之原目者津液之府五臟風熱相乘于氣血其精赤熱雖不損瞳人内外攻發于目睛之間而生翳羽如蝿翅之状也

决明散

在二十二問　螢黄散　在五十九問　犀角蜜蒙花散　在五十六問

救睛散

蒼朮不米泔浸三月　枸杞子　川芎　荆芥　当归　木賊　羌活　草决明各一兩

谷精草一兩半　薄荷一兩　蝉脫一兩　蛇腿二条　共為末蜜丸彈子大每服一丸嚼細茶下

六十四問

目有膜之状也　答曰流邪剋于目皆津液乘之充以目常常發痒冷淚膜出不絕

者膜目也

凌錦丸

凌錦燒存性　香附　当归　川芎　各等分為末每服一錢米湯下

艾葉散

蘄艾一兩　川芎一兩　阿膠　甘草　黄芩　当归各一兩　水煎溫服每服四錢

六十五問

眼内膿漏何也　答曰目者臟腑之精華津液之道路風熱剋于胞津液之冷熱相攻瞳人内損改成膿血滴也

救睛丸

在二十一問　活血散　在第三問　珊瑚琥珀膏　在二十一問　艾葉散　在六十四問

補神散

犀角 羚羊角煅 當歸 黄連 人參 珍珠 金箔 共為末 滴水和丸 金箔為衣每服三十丸麥冬湯下

六十六問

眼有偏視者何也 答曰目乃脉脉之氣血脉之苗風邪血散攻於目臟腑偏衰脉脉不和故成偏視也或一日可見或一日不見 宜用千里神明散

千里神明散

千里光 紫豬 菊花 白芍 甘草 犀角 磁石醋煅 硃砂 各等分為末每服不塞湯下

六十七問

眼有瞅視何也 答曰目者臟之精華血氣之集會風邪定留脈内否塞使目大小不均故瞅視也

白氣散

白豆蔻去殼炒 砂仁 木香 桔梗 各等分為末每服不盐湯下

六十八問

目内或青或黄或白或赤或黑高釘者何也 答曰此目中受積風熱邪毒因脾經積熱結聚不散故成釘也

洗肝散

大黄 黄芩 梔子 連翹 甘草 柴胡 川芎 白芍 各等分每服四錢水煎服

六十九問

肥目者何也 答曰此邪攻沖肺肝五臟滯氣傳于目或青黄赤白黑故名肥目也

○五肝丸　兔肝　鹿肝　牛肝　猪肝　羊肝　以上各去膜筋焙乾為末　和在茶下

第七十問

多有瞼內風粟不能視物隱澀者何也　答曰此眼積年冷熱毒物傷脾脾傷于肝毒氣攻冲肌肉壅塞在內摩隱瞳人故不能睁開也

通明蟬花散　在二十五問　犀角活血湯　在五十九問

六神嗅鼻散　石膏　鵞不食　沒藥　雄黃　川芎　焰硝各等分為末　口內含水吹鼻大有功効

七十二問　終　但此缺修補

眼科秘本

抄錄註講病源經絡藥性醫法秘方入全集

飛鴻集序　世之貴者人也人之貴者眼也眼乃五臟之精華一身之珍寶能觀萬物照察秋毫皎潔如珠包含天地內連肝胆外應六經腎通眼竅以水爲主腎屬北方壬癸水心屬南方丙丁火心腎不安則水火交戰戰者無氣停留胆損肝虛則眼受病凡治眼先須補腎次乃修肝肝乃腎之子腎爲肝之母修肝只魂神安定補腎則精液流通魂魄俱得安和眼目自然光明譬似種樹先修其根根旺者枝葉茂盛攙則花菓不秀故瞳人屬腎腎虛則枯腦流淚黑睛屬肝肝虛則洞出多

眦（音姿）白睛屬肺肺熱則赤腫通精（疑是精字）上下胞瞼屬脾胃脾胃受風則生努肉赤乃屬心心熱則看物無準眼有五論以應五臟心肝脾肺腎外屬五行金木水火土五論者有風論血論水論氣論肉論無知庸醫妄行剌割悞人多矣凡看症切要尋方論本用藥精微夫人之好餌用藥或胎中受熱喜食五辛諸般毒物或徹夜讀書苦用精神或愛色好酒瞻日望星近火沖烟或思慮太過不睡精枯致傷三焦壅熱迎風淚出看物生花望空中如霜雪之形觀太陽似海底之狀蓋腎肚虛敗夜夢鬼交眼前常見黑花看一物如同二物如此動靜光景日

久夜深漸成大患故醫者必得細辨病源詳審藥性究察虛實然後細心用藥其取効如神矣　予常往来遊行三十餘年南方雖暖双瞽者似少北地與瞽者多久而思想乃覺其故眼屬五臟其瞳屬腎五臟氣和陰血周流滋養真水故目能視善養生者即色慾少思慮不嗔怒不故劳不食辛辣煎煿油膩之物是于陰血不虧真水常足雖至高年双目猶明北方男婦常睡火炕熱氣燻炙五臟煎熬真陰加以口食辛辣膏粱韮蒜熱物五香燒酒淫慾暴怒日以為常然精髓氣血皆蘊熱毒是以所生男女或在胞胎或因襁褓或遇痘疹并因疾病

多致瞽目永為廢人殊屬可憐故作此語以示勸戒若製修人免散
以濟世人祇婦小兒忌犯過度之戒廣布流傳幸勿輕忽

太醫院秘授眼科序

夫眼者乃五臟之精華如日月之光麗天地照明四方而不掩者也其首尾赤皆屬心滿眼白睛屬肺烏睛圓大屬肝上下兩胞屬脾中間一點黑睛如漆者屬腎主之五臟各有症應然其主之源則瞳子關係重焉何以言之目者肝之外候也腎之水肝之木水能生木子肝母腎也豈有子母而能相離者哉故其肝腎之氣充則精彩光明肝腎之氣乏則昏

朦眩暈爲輪赤混刺痛浮漿此肝熱也胆生清淚枯黄遶睛此肝氣虚也瞳人開大淡白偏斜此腎虚也瞳人焦小或帶微黄此腎熱也一虚一實以此驗之然人肝腎之氣相依而行孰知心者神之舍又所以肝腎之副焉所謂一而二二而四也何則心主血肝臟血血能生熱凡熱發充於眼者皆以清心凉肝何也又不可固執水能生木之説突眼輕膜裹水照徹四方遡源反本非天之一水又何孰爲之主宰乎析而論之拘急牢颼瞳人睛包白痒而清淚不赤不疼是爲之風眼烏輪突起胞硬瞳紅眵淚濕漿裹熱刺痛是爲之熱眼眼渾而泪胞腫而軟上擁朦朧酸澁微赤是爲之氣眼其或風與熱則痒白而浮赤風與氣搏則

痒澁昏沉血熱交聚故生溪膚栗肉紅縷偷針之類血氣不至故有渺視胞垂
眚目盲障之形淡紫而隱紅者為虛熱鮮紅而始赤者為實熱兩皆呈露生
胬肉者此心熱也血旺白膜紅膜如傘之紙者此氣滯血凝之熱症瞳仁內湧白
睛帶濕色浮而赤此冷症也瞳人青綠白睛枯槁氣沉而濁也眼熱經久腹
有風冷所乘則赤爛眼中不赤但為痰飲所致主則作痛肝氣不順而挾熱所
以羞明熱氣畜聚傷胞所以胞合此外症之火槩照以五臟不可缺一脾與肺獨
預者何也白睛帶赤或有紅筋其熱在肺上胞下瞼在目唇間如芥子點者其
熱在脾脾主味也五味之秀養諸中則精神發於外所主氣也水火昇降榮

衛流轉非氣熱能使之前所謂五臟各有證應于此又可推矣雖而眼之為病多生于熱其間用藥大抵以清心涼肝順氣為先如有肺家發燥后遇虛症亦不可過以當歸地黃配潤養之輕用温葯不可也況夫肺能發燥肺亦可潤古方率用杏仁乾柿飴糖沙蜜為佐果然潤益之意乎至于退翳一節尤關利害凡翳起于肺肺受熱輕則朦朧熱重則生翳翳如珍珠者狀如碎米者易散如梅花樣者难散雖然翳似熱生然治法先退翳後退熱若先去熱則血為之冰而翳不能去矣又有赤熱眼与之涼藥過多燕且洗之于水不及反掌而冰凝于眼乃一團水耳水性澄清尤不可規規于点洗喜怒失節嗜慾無度窮使眼力淚泣過傷

凌寒冲風當暑冒日不避烟火飲啖熱物皆損于臟腑何用專事点洗者乎

或有能靜坐澄神愛護目力放懷少慮心性安舒調和飲食一生善養勿使氣結

暴怒極哀戒以酒色斟酌藥餌明察秋毫如同童目斷可必矣

選録眼科用藥 并載藥性 治赤腫 赤目㾓變 次內障昏盲外障翳膜 又次物傷眯目

川黃連 消赤腫瀉肝胆心火不可久服 赤目痛痒出泪羞明浸雞蛋白調貼脚心
爛眼眩赤用人乳点 亦可同冬青煎点 又可同干姜杏仁煎点 又人乳挸花
輕粉蒸熨風熱盲 用羊肝丸

黃芩 消腫赤於血

胡黃連 浸人乳內点赤目 小兒塗足心

芍藥 治目赤澀痛補肝明目

桔梗 赤目腫痛肝風盛黑睛痛同牽牛丸服

白牽牛 治風熱赤目同葱白煮丸

五

龍胆草 治赤腫瘀肉高起痛不可忍除肝胆斜（邪）熱去目中黄 瀉膿同當
能佐黄芩柴胡為目疾必用之葯暑月目濇同黄連汁点 帰末服

葳蕤 目痛眩爛淚出赤目濇痛 同芍藥当帰黄連煎洗

連翹 淨洗爛眼眩

山茵蔯 治赤腫同車前子末服

白芷 赤目努肉頭風侵目痒淚一切目疾同雄黄丸服

薄荷 去風熱眩爛以姜汁浸研泡湯洗

荊芥 頭目風熱為末酒服

大黄 主熱毒赤目

香附子　肝虛睛痛羞明同夏枯草末沙糖夾水調服

黃瓜子　赤目痛澁同槐花芍藥丸服

藍葉　赤目熱痛同車前子淡竹葉煎洗

菖蒲　諸般赤目搗汁熬膏点之同塩傅挑針

夏枯草　補養厥陰血脉能治目痛如神

防己　目睛暴痛酒洗二次末服

地黃　血熱目赤腫起煮粥食並治暴赤痛小兒蓐內目赤貼之

黃芪　苦參　細辛　明目益肝胆止風眼下淚

地膚子　治風熱赤目同地黄作餅治眼
赤芍　白芨　防風　羌活　白蘚皮　柴胡　澤蘭　麻黄　並止風熱赤目腫痛
野狐漿草汁　積霜草汁　瞿麥汁　車前草汁　皆点赤目葉亦貼之
千里及汁　点爛眩風眼
五味子　同蔓荊子煎洗
覆盆草汁　滴風爛眼去虫
艾　葉　同黄連煎水洗赤眼
附　子　暴赤腫痛納粟許入目

高凉薑 吹鼻退赤 狗尾草 治赤目去血 石斛 同川芎嗃鼻起倒睫

木鱉子 塞鼻起倒睫 粟泔澱 同地黄貼赤目 荳腐 熱貼

黑荳 袋盛泡熱熨数十次 燒酒 洗火眼 生薑 暴赤腫目取汁点之

東風菜 肝熱目赤作羹食 薺菜 枸杞草 西瓜 目干末服

乾姜 目睛久赤反冷泪作痒泡湯洗淨取粉点之又妙 末貼足心 酸榴皮

石蓮子 眼赤痛同粳米煮粥食 梨汁 点努肉治赤目入臓粉黄連末 甘蔗汁 合黄連煎点暴赤腫

杏仁 同古米埋之化水点目中赤脉同臓粉点小兒血眼 油燒烱点貽生赤眼

塩麵子 海桐皮 山礬葉 同姜浸熱水淨洗 黄櫨 盂洗風赤眼

桐油 烙風眼

秦皮 洗赤目暴腫，同黃連苦竹葉煎服

梔子 目赤熱痛，明目

枸杞根皮 洗天行赤目

楮枝灰（灰） 泡湯洗赤目

黃藥 目熱赤痛濕陰火，時行赤目，浸水蒸洗，兒赤亂〻〻

櫸皮 洗飛血赤目

欒華 目病爛腫赤，合黃連煎点

槐花 退目赤胎赤，以枝磨銅器汁塗之

冬青葉 同黃連煎膏，点諸赤眼；姜汁赤可同朴硝点之

丁香 百病在目，黃連煎，人乳点之

芙蓉葉 水和貼太陽上，治赤眼疼痛

郁李仁 和龙腦点赤目

蕤核仁 和胡粉龙腦，点爛眼赤

淡竹瀝 点赤目

荆瀝 点赤目

桑葉 赤目濇痛，桑為末，捲紙燒烟熏鼻中

白棘鈎 点倒睫

訶黎勒 蜜磨点風眼

白堊 赤爛眼倒睫，同銅青泡湯洗

熱湯 洗赤目

青布 目痛㨹濇，病后目赤，有翳，灸熱，卧時熨之

石磚 淡坑中取出生霜，点赤目

瑪瑙 熨赤爛眼

水晶　玻璃俱可熨熱腫　琉璃水浸熨赤目

銅匙　金環亞烙風赤熱眼　銅青和水塗盌中艾葉熏干點爛眼泪出

芦甘石火煅童便淬七次研末點風眼濕爛眼同朴硝泡洗風眼之病　古錢姜汁磨點赤目腫痛蜜磨用艾烟熏過點赤目生瘡亦用

鹽藥點風赤爛眼　芒硝洗風赤眼　白丸同銅青洗風赤眼用甘草水調貼目

青丸洗赤爛眼及倒睫而赤眼　石胆洗赤眼止痛　禄盐同蜜點胎赤眼

光明盐　牙硝　硝石並點赤目止痛

鹵醶同青梅古文浸湯點熱赤目又紙包風處兩點一切目疾　同石灰醋傳倒睫　土硃同石灰貼赤目腫月

玄精石目生赤脉同甘草末服目赤睛痛同黃药点之　鉛丹同烏賊骨末蜜調點赤目貼太陽止痛

八

井泉石 风腫赤目同谷精草井中茖立致末服 眼瞼赤腫同大黄、栀子服　石燕 磨水点倒睫

無名异 点灯烟熏倒睫毛　人凨 倒睫拔毛取血点之　石膏 治风湿去雀目

五倍子 主风赤爛眼研傅之或烧過入黄丹同白墨主銅青 泡洗　蔓荊子煎湯洗其中有虫同芦甘石点之　泥中蛆 洗晒研点赤目

穿山甲 倒睫羊腎脂多嗜鼻 火眼烧烟熏之　守宫糞 塗赤爛眼　海螵蛸 與銅绿泡湯洗婦女血 风眼

海[illegible]鹹 同蚌 治赤目入黄連 取汁点之　田鹹 入塩化汁点肝熱赤目 入銅绿点爛眼　入黄連珍珠末止目痛

鯉魚胆　鯖魚胆　黑雞胆　鴨胆　鷄子白 並点赤眼　鷄蛋内衣 风眼腫痛同枸杞嗃鼻

雞冠血 点目淚不止　驢乳 浸黄連点风熱 赤眼　驢尿 同塩点胬肉

猪胆　犬胆　羊胆 蜜丸蒸 次　猬胆　熊胆 並点赤目　人乳汁 点赤目多淚和雀糞 点胬肉

小兒臍帶血 並点頭風目痛　人尿 洗赤目　頭垢 点赤目

耳塞垢 点一切目病

昏盲人參 益氣明目 種酒毒目盲蘇木湯调末服 小兒驚後瞳人不正同阿膠煎服　黃精 補肝明目同蔓荊子丸 蒸晒為末日服

蒼朮 補肝明目同地黄丸服 茯苓丸服 青盲雀目同猪肝或羊肝粟米煮服 目昏濇同木賊草末服 小兒目濇不開同猪肝煮作丸服

玄參 補腎明目 如赤脉貫同 猪肝膩為末服　當歸 內虛[illegible]目暗同附子丸服　青蒿子 目濇為末日服久則明目

菜耳子 為末入粥食明目　麥冬 明目輕身同地黄 車前子丸服

車前子 明目去肝中風熱毒沖眼赤痛障翳腦痛泪出風熱目暗同黄連末服 目昏障翳補肝腎同地黄兔絲子丸服

地黄 補陰主目䀮䀮無所見補腎明目同椒紅丸服　蒺藜 三十年失明 為末服　兔絲子 補肝明目浸酒丸服

九

決明子 除肝胆風熱淫膚赤白膜青盲　益智明目每日吞一匙百日後夜能見物有光 補肝明目同蔓荊酒煮為末日服　積年失明青盲雀目為末米湯服或同地膚子丸服

地膚子 補虛明目同地黃末服　葉洗雀目去熱暗澀痛汁可点　物傷睛陷　營實 目熱暗同枸杞子地膚子丸服

千里及 退熱明目同甘草煮服　地衣草 治産目為末服　萎蕤 眼見黑花昏暗痛赤每日煎服

天麻　芎藭　萆薢 並補肝明目　菊花 風熱目疼欲脫淚出養目去盲作枕明目

淫羊藿 病後青盲同淡豆豉煎服　小兒赤目雀眼同蚕蛾甘草射干入羊肝水煮食　白朮 治目淚出

五味子 補肝明目收瞳子　覆盆子 補肝明目　茺蔚子 益精明目瞳人散大者勿用

木鱉子 疳後目盲同胡黃連丸服　龍膽　薄荷 暑月目昏取汁点之　箬葉灰 淋汁洗一切目疾

柴胡 目暗同決明子末人乳和敷目上久則目視五色　薺苨　蓍實　芝寔　牛蒡子　蘡薁子

款冬花　瞿麥　通草　細辛　萱草　地榆　鱧腸　酸漿子
柴胡根　葒草实　赤小豆　腐婢　白扁豆已上並明目
葱白歸目益精除肝邪氣　葱實煮粥食明目　大荳肝虚目暗牛胆盛之夜吞三七粒復明
苦蕎皮同黑豆菉豆殼決明子菊花作枕睡主老目明　蔓菁子明目益氣使人洞視水煮三遍去苦味晒干為末滚水服　又用醋煮或蒸三三遍為末服
除青盲十有九愈　或加决明子酒煮或加黄精九蒸九晒為末服治一切虚勞目暗
芥子治雀目炒為末入羊肝煮食點入目中去翳　白芥子塗足心引熱歸下如痘疹不入目　椒目眼生黑花年久者同蒼术丸服
蜀椒　秦椒同上　石蜜去目中熱膜同巨勝子丸服　棗皮灰同桑皮灰煎湯明目
菁萊　菥蓂子　莧实　萵苣　翹摇子　冬瓜仁　木耳　梅核仁　楜桃已上並明目

十

桂　辛荑　枳實　山茱萸并明目　沉香腎虛目黑，同蜀椒丸服　五茄皮酒浸治目癖小癰

梧桐花眼見禽虫飛走，同酸棗、羌活、玄明粉煎服之　槐子久服除熱明目除淚，煮食，或入牛膽中風干吞之，或同黃連丸服

黃蘗目暗，每旦含洗，終身永無目疾　牡荊莖青盲，同烏雞丸服　松子肝虛目淚，釀酒服

椿莢灰逐月淨頭明目　欅子皮洗頭能明目　桑葉、柴灰逐月按日煎湯洗，治青盲明目

柘木灰同上　蔓荊子明目除昏止睛痛　蕤核同龍腦點一切風熱昏暗黑花

梓白皮主目中疾　石楠小兒受驚，瞳人不正視，東見西，名為通睛，同瓜丁、藜蘆吹鼻　秦皮　遂折

欒荊　木槿皮　桑寄生　苦竹葉　皮瀝　天竺黃　密蒙花

盧會　銀屑　銀膏　赤銅屑　玉屑　鐵精　鉛灰揩洗眼目

炉目石目昏暗花同黄丹煉蜜丸 鍾乳石 赤芍脂 長石 理石益明目

石羔去風濕服 雀目夜昏同猪肝煮食 風寒入腦々氣血凝滯作發眼疼々同川芎甘草為末

丹砂目昏内障神水散大同磁石神曲丸服之 芒硝逐月按日洗眼明目 黄土目卒無所見浸水洗之

磁石 石青 白青 石流青 食盐洗眼明目止淚 蜂蜜目膚赤服蛤粉猪肝煮服 肝虛雀目同

戎盐 臘雪 明水 甘露 菖蒲 柏葉 上露 營火已上俱以明目

蚌粉雀目夜盲同猪肝米泔煮食与夜明砂同功 蛤粉雀目炒研油臘和丸同猪肝煮食 玳瑁迎風目淚肝腎虛熱也同羚羊角石燕子末服

珍珠合鯉魚胆白蜜点肝虛雀目 鯽魚熱病目昏煮食努肉貼之 鯉魚腦和胆点青盲

鯖魚睛汁 烏鴉目汁益睛目能夜見物 麻雀頭血点雀目

鶴腦 和天雄磁石服之能夜寫字　鸜鵒睛汁　鷹睛汁 並主目能遠觀高遠、和蜜膏之物

伏翼 主目痒疼、夜視有精光，其血与膽滴中夜見物　雄雞膽 目為物傷同羊膽里魚膽点　烏雞肝 風熱目暗作、羹食

猪肝 補腎明目雀目童海螵硝黄石煮食 又同石決明研蒼朮煮食　鴿 補腎益氣明目　鼠尿 明目

青羊肝 補肝虛熱目暗赤痛及熱病後失明作生食并水浸貼之　青盲同車前地黄丸服　小兒雀目同白牽牛谷精草研末煮食　赤目失明同決明子蓼子末服　風熱昏暗生翳生膜同黄連服　不能遠視同葱子末煮粥食　目病䀮䀮煮熟薰之

白狗乳 能点十年青盲之眼目

牛肝 補胆　兔肝 風熱上攻目暗不見煮粥食　狗胆 肝虛目暗同螢火蟲末点目中膿水上逆日酒服

牛胆 釀槐子吞明目 釀黑豆和枸葉吞又与夜明砂丸服　鼠胆 点青盲赤目膏点明目　牛涎 点損傷目

鹿茸 補虛明目　羖羊 明目　羚羊角 明目　醍醐 傅腦明目　天靈蓋 治青盲

翳膜白菊花 病後生翳同蟬花末服 痘瘡生翳同菉豆皮谷精草煮乾柿服 溪羊霍 目昏生翳同黄[illegible]末服

茵宦 目翳瘀肉倒睫 拳毛猪干丸服 谷精草 去翳同防风末服又同猪干丸服 治痘後生翳 天花粉 痘後生障同蛇脱羊干煮服

黄芩 肝热生翳同淡豆豉末與猪干煮食 覆盆子根 粉点痘後翳 白藥子 痘眼生翳同甘草猪干煮食 木賊 去目翳

番木鱉 痘瘡入目同脳射吹耳 敗醬 治赤目翳障努肉 水萍 痘瘡入目以羊肝煮汁调末服十服見効

馬勃 痘瘡入目同蛇皮魚子煅研末同服 里魚膓 同藍葉浸油摩頂生髮去翳 貝母 研末点翳 同胡椒能止淚同真丹点努肉 同丁香赤可

牛膝葉 汁点目生珠管 麻黄根 内外翳障同當归射出嗃鼻 青香子 肝热赤障翳羽腫赤盲

白豆蔻 治白睛翳膜利肺氣 · 苦根 同諸藥点翳 鵞不食草 嗃鼻塞耳貼目去翳効

景天花汁 仙人草汁 苦瓠汁 並点翳小胡芦可吸翳 莧实 青盲翳黑花客热 蘭香子 安目中〻〻翳羽赤煎服

十二

菁菜根 明目去翳卧時納入眥內耐久自落 菁實止目痛青盲去障久服視物清明 菥蓂子 目痛淚出益睛光去努肉為末卧時点之 黑豆皮 去〻〻目翳

馬齒莧 目中息肉淫膚青盲白翳取子為末蒸熨 菉豆皮 痘后生翳同谷精白菊花末柿并米泔煮食極效 李膠 去翳消々仟定痛

杏仁 去油入銅綠点翳入膩粉点努肉 蘡薁藤汁 点热翳去白障 龍腦香 明目去內外翳障日点數次或加硼砂并嗃鼻

密蒙花 青盲膚翳赤腫眵多脉中赤脉及肝氣攻眼潤干燥 同黄蘗丸服去目中翳 枸杞汁 点风障赤目渣点灯明目 井花水 洗膚翳目睛突出

楮实 肝热生翳研末日服 目昏同荆芥丸服蘗末同白皮灰入麝香点一切目障 雞校 心腹邪热目赤腫疼淚出眥爛 同黄連点风眼翳膜 同蓬砂或同青塩猪胆点障目

沒药 目翳昏痛暈疼〻膚赤肝血不足等症 乳香 琥珀 磨点翳 古錢 磨汁点盲去翳及目卒不見

珊瑚 瑪瑙 寶石 玻璃 菩薩石 以上並点翳 丹砂 擦翳点息肉同貝母点珠骨

白瓷器 東壁土 金石錫恡脂 煅研点目 輕粉 点去翳 同黄丹吹鼻去痘後翳

粉霜 痘疹入目生翳同硃砂水调傾耳中

花乳石 多年翳障同川芎防风诸药点之

芦甘石 明目去翳退赤收湿煅用童便淬七次入龙脑点一切目病或用黄連水煮過亦佳同蓬砂海螵硝硃砂点目翳昏眼赤爛

曾青 治一切風热目疾同姜蔓荆子防风末嗃鼻 癍瘡入目同丹砂蛴螬点

密陀僧 去浮翳止多淚

空青 取漿点青盲内障翳膜瞳人破者可得復明再見治一切目疾 同黄連槐芽片脑吹鼻膚淫同蕤仁点 黑翳同九石貝子点

井泉石 小兒熱肝雀目青盲生瘡同石决明服

玄精石 赤目失明障翳緻目同石决明蕤仁黄連羊肝丸服之

越砥 磨汁点眼去翳止痛

鉛丹 一切目疾同蛋熬点 同烏賊骨末点赤目生毒 同石斤点眼 同黑魚胆生珠管 同輕粉吹耳 去瘡疹生毒

石燕 磨点障翳 拳毛倒睫

石蟹 磨点青盲淫膚疔毒

礬石 点翳膜努肉

硇砂 去膜翳努肉 仁亦可

蓬砂 点膜翳努肉癍突出同片脑用

綠塩 点翳去赤止痛

芒硝 点障翳赤痛涩腫 加入黄丹射香

十三

消石 同黄丹片脑点翳　蚕脱 去障翳　蛇脱 卒生翳膜和面乔子入禾湯服痘後翳合天花粉　猪肝煮食
蟬脱 目昏障翳水煎服產後翳為末羊肝湯服　蚺蛇胆 点翳　烏蛇胆 治風毒氣眼上翳
蝤蠐汁 滴青盲白膜　芫青 去積翳同斑猫蓬砂豬仁点之　紫目 生研同猪肝煮食治痘疹入目生翳
里魚胆　青魚胆 点翳障或加黄連海螵硝或同牛羊里魚胆熊胆射香合决明丸服之
海螵硝 点浮翳热淚傷宍热毒攻目生翳入片脑赤翳攀睛以貫瞳人加辰砂黄占丸服　小兒痘眼流膿加牡蠣猪肝煮食
鰻鱺血　善魚血 并点痘疹入目生翳　鮫魚皮 去翳功同木賊　魚子 入翳障努肉药内
真珠 点目去翳合纏根治麩豆入目地榆煮過醋浸研末治積翳　貝母 燒研末点目花腫痛　珂 点翳或入片脑枯凡
螺螄 治痘後生翳　牡蠣　抱出鷄子殼 点翳障及痘疹入目　雀 入内外翳障乜

白丁香 即似麻雀屎 能去努肉赤脉貫瞳子者 又去赤白膜治目瘡 五靈脂 治血貫瞳人海螵硝末 猪肝蘸食治目中浮翳 人唾浸 並退翳

夜明砂 目盲障翳 猪肝煮食 胡燕屎 猪脂 並点翳 猪胆皮灰 点翳不過三五度

猪血 点疸入目 猪胰 同蕤仁点目翳 猪鼻灰 目中風生翳水服 猪懸蹄 同蟬脱羚羊末服

羊胆 点青盲赤目白翳 風疰病後点之 羊睛 点翳目膜目赤 白珠磨汁点之 白羊髓 点赤翳

熊胆 明目去翳清心 平肝水化点之 象胆 功同熊胆睛疾 和人乳点之 獺胆 目翳黑花飛蝇上下視物不見 点目神効

兔屎 去浮翳疸後目乾用茶服下 或加桂柳末 羚羊角 犀角 清肝明目 射香 虎骨 並退翳

人退 即人指爪 刮末点翳及疸後生翳羽加硃砂用 目生珠管燒灰同貝子虎齒末調 胞衣 燒点赤目生翳

諸物入眯目 地膚汁 猪脂 牛酥 鮑魚頭 煮汁用 鷄肝血 並点諸物入目

十四

蚕沙諸物入目用水吞下十枚　氈帶沙石入目水服一匕　羊筋　鹿筋　新桑白皮塵物入目嚼納貼之

真珠　珊瑚　寶石　䰬皮並拭塵沙入目　烏雞胆点塵沙眯目　食塩洗塵物入目

蘭香子嚼納貼之　黑汁点飛系塵物芒硝入目　蘘荷根汁　粟米嚼汁　大麦煮汁並洗麦芒稻芒入目

白松汁　蔓青汁　藕汁　馬齒莧灰　柘漿　雞窠草灰　菖蒲

已上俱塞鼻去飛系入目　瞿麥眯目生翳其物不出俩未逐日服之　人退並点飛系入目

藥性分品類各入經絡之用

瀉肝之藥　黃連　大黃　犀角　阿膠　兔肝　玄參　甘菊　沙參　礬石　秦皮　竹瀝　龍胆草　決明子　青葙子　枸杞子　車前子　蔓荊子　夏枯草　酸棗仁

補肝之藥　石斛　細辛　黃連　黃芩　白薇　阿膠　柴胡　木賊　牛膝　山藥　枸杞　附子　車前　蒼朮　瞿麥　決明子　夏枯草　肉蓯蓉

涼肝之藥　黃柏　梔　柴胡　黑參　連翹　生地　熟地

獨活 白朮 射干 通草 三稜 巴豆 厚朴 枳殼
花粉 大棗 陳皮 五茄皮 人參 蒼朮 砂仁 粉霜 地骨皮 麥冬
涼心之藥
羚羊角 玄明粉 地膚子 天明精 石菖蒲 淡竹葉
寒水石 牡丹皮 乾地黃 黃連 真珠 虎珀 丹青 石膏
犀角 續斷 丹參 滑石 乾葛 生地 獨活 羌活
升麻 麥冬 遠志 鐵精 黃芩 姜黃 連名 射干
紅花 蘇木 赤芍 藁本 宿麥 鐵粉 銀屑 桔梗
茯神 黑豆

益心之藥　砞砂　茯苓　人参　酸枣仁　柞柳　泽泻
凉脾之藥　大黄　黄芩　羌活　独活　朴硝　栀子　知母
茵蔯　白芍　天花粉
益臟助脾　丁香　附子　良姜　胡椒　官桂　呵子　柞柳
華撥　白朮　肉豆蔻　黄石脂　麦芽　枳壳　黄精　黄芪
陳皮　茯苓　木香　莱菔　厚朴　大黄　朴硝
宣肺之葯　桑皮　款冬花　麦冬　升麻　米仁　苦梗　百合
杏仁　百部　葶瀝　天冬　貝母　車前　羌活　兜鈴

十六

伏龍肝　白石脂　紫菀　皂角刺　蘇子　砂參　白芍　木通

蛤粉　地骨皮○

補肺之藥　黃精　五味子　人參　蒺藜　白石脂　白朮　杏仁

蒼朮　玉屑　蛤蚧　車前子　旋覆花子○

平胃藥　黑牽牛　澤瀉　白牽牛　當歸　枸杞　苦參○

補腎之藥　菟絲子　牛膝　遠志　小草　山藥　茱萸　杜仲

萆薢　海螵蛸　葛根　卷柏　磁石　蓮肉　鹿茸　鱉甲

蓋实　澤瀉　茺蔚子　石鍾乳　五味子　楮實子　補骨子　蛇床子

肉蓯蓉 陽起石 石菊底 附子 蒺藜 乾膝 菴閭

石斛 巴戟

散血之藥 當歸 熟地 生地 赤芍 蘇木 紅花 牡丹皮

大黄 川芎 五茄皮 黄連 白蘆 独活 桃仁 黄柏

朴硝 芒硝 旋復花

通氣藥 沉香 枟香 木香 靈砂 良姜 茴香 赤箭

黄葵 旋覆花 三稜 芎藭

清頭藥 撫芎 菊花 川芎 防風 荆芥 細辛 白芷

十七

止淚藥 前胡 硼砂 梔子 黄柏 空青 曾青 石胆
甤仁 苦竹葉 夏枯艸 石龍芮 黄連 蒼朮 木賊 白芷
輕粉 射香 青塩 香附 茺蔚子 決明子
玄風之藥 荊芥 白芷 木賊 蒼朮 白朮 防風 細辛
地龍 蔓荊子 天花粉 旋覆花 羌活 大黄
退熱毒 石膏 石胆 滑石 秦艽 黄芩 独活
花粉 黄柏 凝水石 里魚胆 茺蔚子 龍胆草 朴硝
漏芦 柴胡 玄参 天冬 梔子 細辛 菖蒲

荊芥　密蒙花　地膚子　明礬　天冬　地黄

消赤腫　連翹　南星　朴硝　石膏　黄柏　当归　黄芩

生地　羌活　寒水石　独活　白芷　草決明　硼砂　鷄青

蒺藜　澤瀉　白凡　熟地　白歛

退翳障　石蟹　珊瑚　硼砂　射香　腦子　蟬腿　生地

熟地　草決明　牛蒡子　白蒺藜　蔓荊子　楮實子　連翹　梔子

瞿麦　石斛　白朮　木通　木賊草　夏枯草

除昏明目　玄明粉　苦竹葉　赤石脂　玉泉石　鍾乳石　羚羊角　夜明砂

兔絲子 枳實子 茺蔚子 丹砂 空青 曾青 音青

羊膽 礬石 人參 腦子 硼砂 青鹽 玉[illegible]

母石 靈砂 車前 蒺藜 羌活 紫胡 木通

烏附 菊花

第一卷終

五輪所屬

肝屬東方甲乙木　在眼爲風輪貫清淨廓　屬膽經
心屬南方丙丁火　在眼爲血輪貫胞陽廓　屬命門
肺屬西方庚辛金　在眼爲氣輪貫傳送廓　屬大腸經
腎屬北方壬癸水　在眼爲水輪貫浸液廓　屬膀胱經
脾屬中央戊己土　在眼爲肉輪貫水穀廓　屬肺經

五輪之病圖

風血氣水肉輪

九

風輪　病因肝發熱毒氣怒生。宜泄肝補腎。

血輪　病因心經大熱驚恐生。泄心涼肝。

氣輪　病因肺感寒暑憂思生。宜補肝腎。宜宣肺清心。

水輪　病因酒色過度虛損生。宜補肝腎。

肉輪　病因飲食不節。熱毒生。宜涼瀉肺。

詩曰

眼中赤脉血輪心　黑睛屬腎水輪深　白睛屬肺氣輪應

肝主風輪黑睛定　更有肉輪臟脾處　兩瞼屬脾瞼胃侵

大小眥屬心病　則眼赤上生眥熱腫痛赤爛多生浮翳血貫瞳人大眥先赤而

傳小眥左眼先患其病在心火應血輪

青睛屬肝病　則昏睛黑花頭疼有淚其病在肝木應風輪

上下胞瞼屬脾病　則眼胞腫疼努肉侵睛外生小塊在廓名曰偷針倒睫拳毛其病在脾土應肉

白睛屬肺病　則白睛疼起多生瘀肉有淚白膜侵睛名曰氣障其病在肺金應氣輪

瞳人屬腎病　則眼目昏暗瞳青綠頭疼冷淚出多故視人物如雉烟見太貝　女水花紋而不治清盲內障其病在腎水應水輪

眼有七十二症內有十四症不治

眼睛突出不治　眼睛陷下不治　瞳人乾枯不治　丁翳根深不、

蟹眼睛疼〻不治　轆轤轉睛不治　烏風內障不治　沉翳內障不治

黑翳如珠不治　據驚內障不治　旋螺突起不治　瞳人坐白翳不治

風輪內障不治　高風雀目無者不治

五臟　心肝脾肺腎

六腑　三焦上中下　膽　胃　大腸　小腸　膀胱

五肚表裏

心與小腸為表裏　肝與膽為表裏　脾與肺為表裏　腎與膀胱為表裏
三焦與命門為表裏　又一説命門與心胞絡為表裏

三陰三陽経

心是手少陰経　小腸是手太陽経　腎是足少陰経　膀胱是足太陽経
肺是手太陰経　太陽是手陽明経　脾是足太陰経　三焦是手少陰経
胃是足陽明経　肝是足厥陰経　膽是足少陽経　命門是手厥陰経

八廓之書

天廓屬大腸肺経傳送　傳送原因是本経　肺家壅滞熱相侵

只宣大腸依次第　閉澁之時翳患睛

地廓屬脾胃水穀之海

飲食相干在胃中　更加積熱兩相攻

胞瞼漸腫睛生赤　不觧中宫熱不通

火廓屬命門心經抱陽

內抱真陽似命門　眼前花發亂紛紛

若不補腎調肝氣　睛腫縱横似有根

水廓屬腎經會陰

視物如見霧露多　抬頭畏日事如何

急宜補腎禁房事　免俾昏朦不得過

雷廓屬心小腸經關泉

小腸腑屬關泉廓　受病先從心裡得

两眥皆赤生痒痛　但調經脉自然痊

澤廓属膀胱經津液　膀胱属水腎為夫　冷泪相流本臟虚

赤脉縱横輪廓内　不逢妙手豈能甦

風廓属肝經養化　腎之根疾豈無由　迎過時時更惜憂

莫道睛光無火故　看眼膜障裹双眸

山廓属膽經清净　視物依稀如霧中　時時手拭两睛瞳

要知冷泪頻頻出　此是肝虚胆氣攻

関泉廓病　主瘀肉侵睛属小腸經腎病宜補药　用肉蓯蓉　附子為主

水穀廓病　主額角常疼眵淚多生黑花屬肺經肝病用黄芩　柴胡爲主

會陰廓病　主昏暗泪出屬腎經益肺宜用人參　五味子爲主

抱陽廓病　主瞼內赤腫睛疼多生瘀肉屬命門經益氣宜用人參　木香爲主

清淨廓病　主兩背痒疼泪出屬胆經涼心宜用黄連　大黄　梔子爲主

傳送廓病　主昏朦多泪屬大腸經涼腎宜用黑牽牛爲主

津液廓病　主血絲侵睛努肉生于瞼上屬膀胱經瀉脾用黄連　朴硝爲主

養化廓病　主生赤筋倒睫拳毛屬肝經

五輪八卦之圖

五輪屬所主病之圖

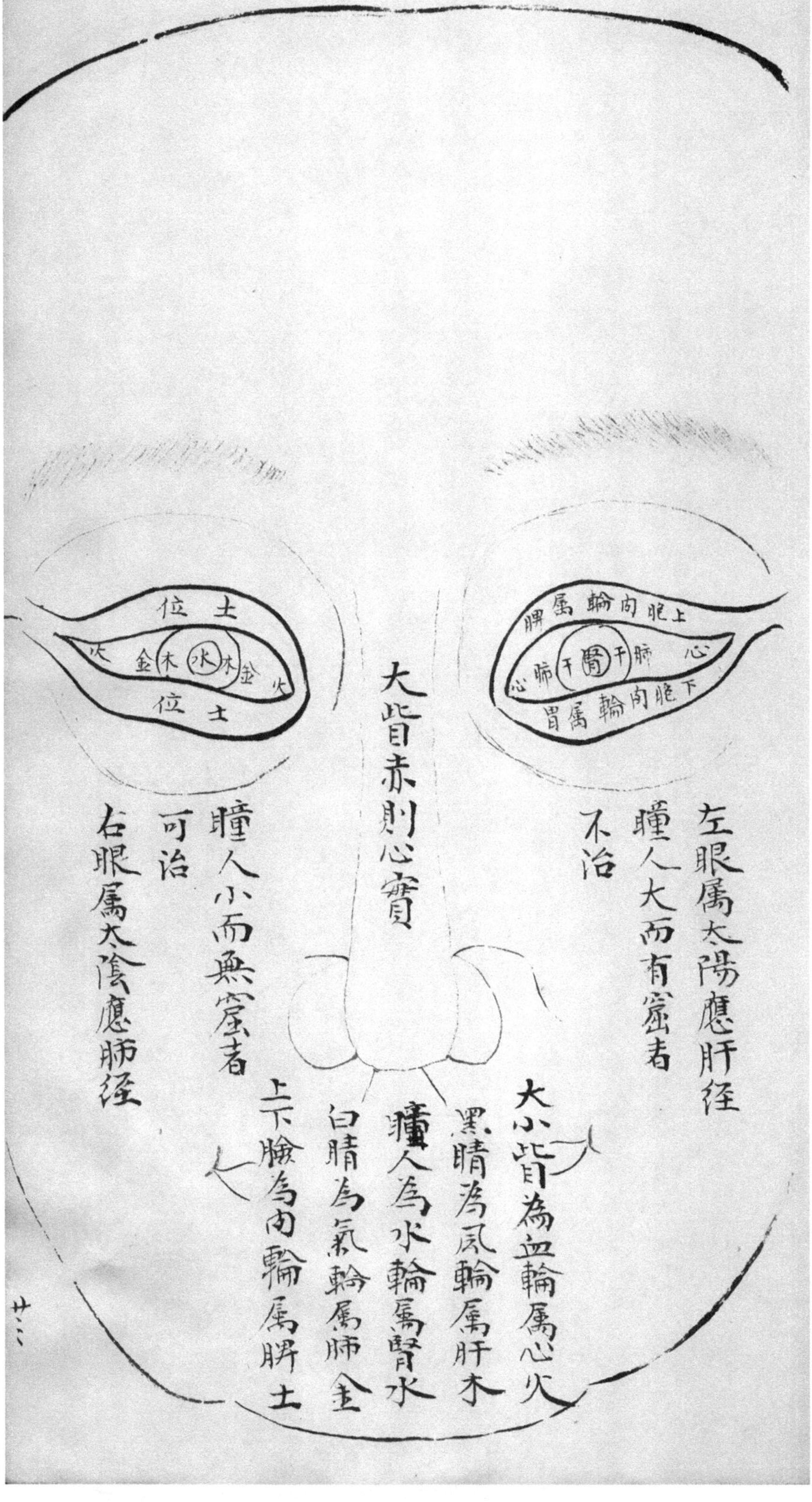
上胞肉輪屬脾
心 肺 干 腎 干 肺 心
下胞肉輪屬胃
土位
火 金 木 水 木 金 火
土位
左眼屬太陽應肝经
瞳人大而有窟者
不治
大眥赤則心實
瞳人小而無窟者
可治
右眼屬太陰應肺经
大小眥為血輪屬心火
黑睛為風輪屬肝木
瞳人為水輪屬腎水
白睛為氣輪屬肺金
上下瞼為肉輪屬脾土

八卦所屬主病之式

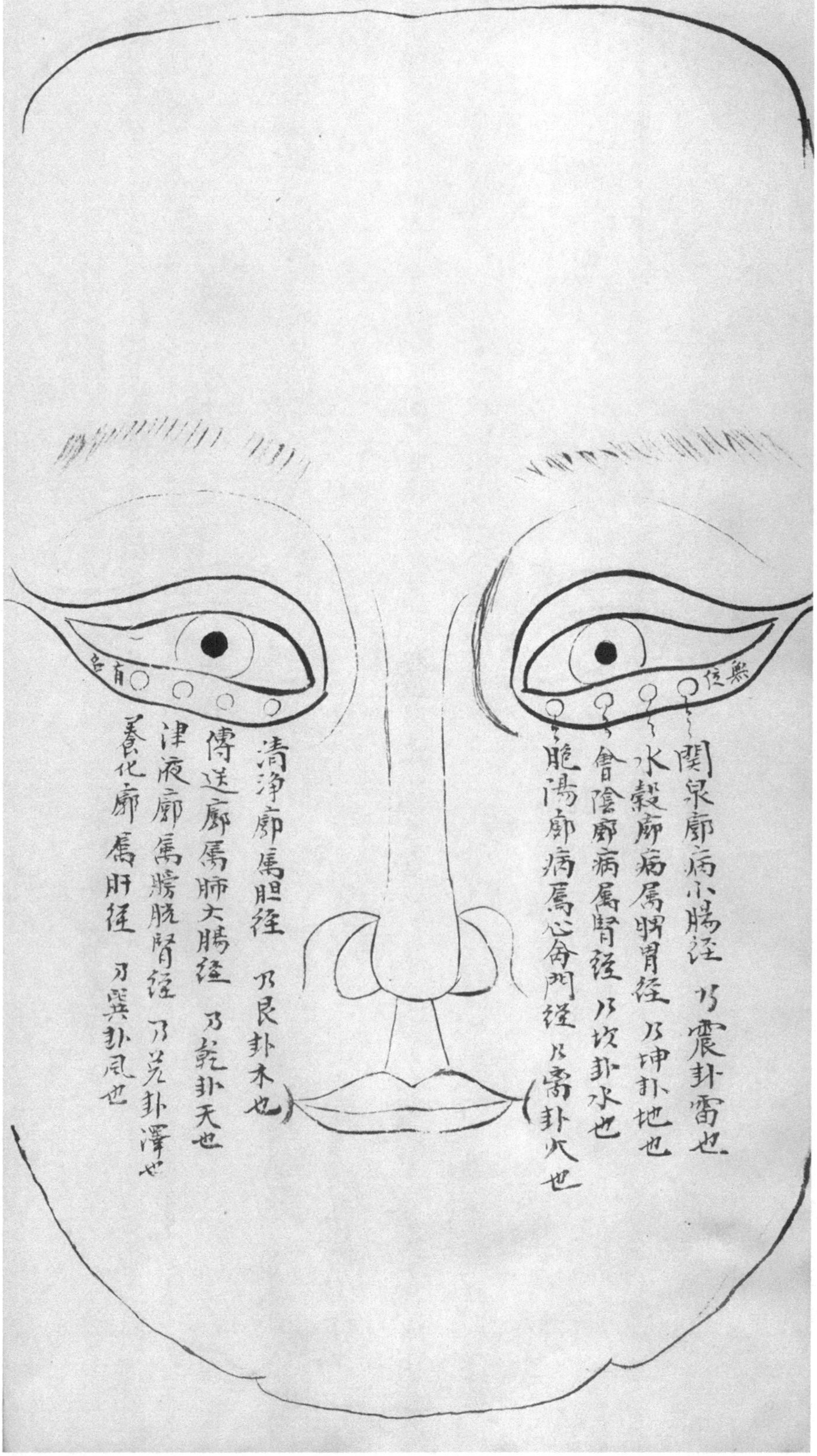
關泉廓病小腸經 乃震卦雷也
水穀廓病屬脾胃經 乃坤卦地也
會陰廓病屬腎經 乃坎卦水也
胞陽廓病屬心命門經 乃離卦火也
清淨廓屬胆經 乃艮卦木也
傳送廓屬肺大腸經 乃乾卦天也
津液廓屬膀胱腎經 乃兑卦澤也
養化廓屬肝經 乃巽卦風也

對症定方

蓋夫肝腎氣充則精彩光明肝腎之氣乏者朦朧眩暈用六味地黄丸之主

烏輪赤渾刺痛浮漿此肝熱也用芍藥清肝散之主

眼生清淚枯黄遶睛此肝虚也宜用重明丸之主

瞳人開大淡白遍斜此腎虚也用明目補腎丸之主

瞳人焦小或帶微黄此腎熱也用補陰丸之主

拘急牽颺瞳睛青胞臼痒而清淚不赤不痛是為風眼用蟬花散之主

烏輪突起胞硬紅腫眵淚濕漿裏熱刺痛是為熱眼用鬱金酒調散之主

眼暈而淚胞腫而軟上壅朦朧澁微赤是為氣眼 用明目流氣飲之主

風與熱併痒而浮赤 用洗肝散之主

風與氣搏痒澁昏沉 用蜜蒙散之主

血氣交聚故生瘀膚粟而紅縷偷針之類 用防風通聖散之主

血氣不至故有瞅視胞紅雀目盲障之形 用石斛夜光丸之主

淡紫而隱紅者為虛熱 用助陽活血湯之主

鮮血而妬赤者為實熱 用當歸龍胆湯之主

兩眥壅[呈]露而生胬肉者是心熱血旺 用八正散之主

白膜紅膜如傘紙者是血氣虛凝 用當歸活血湯之主

熱症瞳人內湧白睛帶濕色浮而赤也

冷症瞳人青綠白睛枯槁氣沉而濁也

治員翳內障訣

此員翳恰似西瓜團圓浮其水面占過金井頗大些宜用天字針從翳後其鍼尾與翳平從翳上益下依訣用針緩緩收下其鷺鷥對鼻直其翳方離瞳仁久時方可出針其眼立見光明多有氣旺之人其翳後能浮起須令他睡良久依前進針不可洩外邊恐傷黃仁血輪

治氷翳內障訣

此翳如氷雪之狀其白翳中頗有裂痕陰看畧大[illegible]略小無嘔吐無頭痛此翳可用地字針從翳上依法進針蓋撚下此翳多片下來因

廿五

扁一盞一清如此之狀不用收運針法停久七日之後解風宜用墮翳九
服之百日分明如舊若無頭痛鼻頞骨疼或因嘔唾起其翳亦[illegible]雪
之狀陰看不大陽看不小如此之態此翳不可用針撥之雖撥終不能下

治滑翳內障訣

此滑翳內障其翳如水銀珠子光瑩不大不小陰看雲翳
則大陽看雲翳則小此翳用地字針從翳上緩緩蓋下如此翳最滑其針須
挨翳上中間若偏處其翳滚內起若偏內其翳滚外起如此之滚难以下手
須令他睡良久與之茶湯几口如能飲酒亦吞三四盃無妨以壯其胆然後再
進針收之即下其停針須久些其翳方伏再不浮起多有的再浮開針蛮再

可收下三日不可

治澁翳內障訣

此翳浮白頗似脂膏色不圓而薄浮金井內近黃仁邊陰看緩緩而小此翳多有四圍近黃仁生粘繫年壯氣旺雖撥得下若係老人氣衰無有不效依訣進針其針頗向外方取得膜看從上掠蓋下其針之尾轉運切不可兜向外恐傷黃仁血動灌溉瞳子皆朦不能視物須服藥退血退風斷〻可也

治翳內障訣

此翳膜類黃膿疥瘡形狀有重皮胞看內有漿水似膿或若小昇淨依進針從上蓋下撥下可用天字針緩〻然其膜雖離瞳人針勢如緊其翳

廿六

破而内有白漿水流下一半流出金井外水輪内滿通白如此收之以水羔封令仰五日將息其漿還入金井内其眼漸漸分明宜服還眼丸墜翳之藥服之有効

治浮翳内障訣

此浮翳者乃浮在外黄仁金井還此翳多大陰看長大陽看暑小用天字針從翳膜上盘下針法其勢須近外方撥得着目緩運針收下翳来切忌針尾刮着黄仁此障年老之人易撥氣膜柔而軟易收或肥壯之人膜堅而健难以收伏撥下又浮須從三五下針方可收得

治沉翳内障

此沉翳者其翳沉在裏邊四圍與黄仁相离不遠粘

帶此醫翳膜內障之好醫翳膜也用地字針一進其醫翳如綿之軟撒開畏針一收就下再易停針片刻就可出針眼目十分光明雖而二三十年立見字耳此醫翳多帶清淡顏色是也此障不分老幼之人皆可撥也

治横醫翳內障訣

此横醫翳者何也其重似厚紙托在黄仁內金井外有團欒之狀最难用針〻〻向外最取不着針向內恐傷黄人須用天地針從上掠下平〻針勢似以物上盖浮萍之狀亦有物碗面横收一重之類是也

此醫翳開針多間近些〻亦有法也

治偃月醫翳內障訣

此偃月醫翳者恰似初九初十夜月半見半掩其醫翳上

卄七

一半針向裏下半針向外主帶黄仁如此之症仰高頭見些些物若低頭全不見陰看醫翳大陽看醫翳小宜用地字針一撥就下停針久良出針　上〻醫翳又浮上其故何也上半邊不粘黄仁下半邊粘黄仁不脫須用顛倒法從下撥上將下邊撥離黄仁方運針依法從收下方得成功也

治棗花内障訣

棗花醫翳者先起之時瞳人中間金井内水中先有一點碎石裝成經二三年間凝結方成内障似棗花形狀四圍是鋸齒宜用天字針從上撥下多的碎屑屑下一蓋一淸其醫翳不成片段須撥三五下金針無妨一時雖見濛濛如烟霧中視物不真還金丸百日之外光明復舊矣

治大雲翳障內訣

大雲翳者似小龍眼核大陰看滿眼是陽看畧小此翳再健有力宜用天字針用出頭針法從上撥下至齊瞳人停針十分久則方可取針出不久恐又浮上亦須令仰睡良久或昏一時之久又可進緩緩收下此翳年老之人無妨可撥若後生年壯氣旺其翳帶白終不可下手須斎五六個月然後方可用針再撥之

治小雲翳內障訣

小雲翳者其翳十分小也此翳多生于肥壯之人或情思過多之人雖則翳小其寔雄健何也非翳小乃肝虛血旺金井鎖緊也翳亦隨而小宜用天字針從上撥下緩緩運針此翳膜四圍亦粘黃仁若扯得扯傷

廿八

黄仁血出雖翳收其血灌瞳人頗有些〻一時不明須用墜血丸散血之葯漸〻
澄清終少光明須要忌口併房勞等事也

治黑翳内障訣

黑翳者其翳如鍋煤百草霜者之色先患一眼後乃相牽俱
按此症多思多慮性燥之人有之雖有極少患此障須從三五間要疑之分
字亦有三光陰者能文陽看能武依法宜用天字針從上撥下其翳連瞳
人扯得長其黑翳亦离瞳人漸〻四圍停針良久方可出針其眼目光
明已矣

治金睛翳内障訣

金睛翳者類金之色此症皆因大病後或熬頭極痛

起因疼起與障同列陰看能大陽看能小雖見三光最难撥也此症之中千中選一能光此瞖翳再堅勞（牢）又有一症瞳人鎖緊其瞖如秤心（星）瑩金色如此之症切不可動針如以動針黄仁血来混襍似水流入金井中清濁不分永為痼疾矣

治雷頭風内障訣

雷頭風者何也人肝氣熱变也初時頭疼如雷难忍或嘔或惡心當此之際急宜服藥若至不見三光瞳人如黄蠟色日夜同一並無除法男子少得婦人多受是病

治驚振内障訣

驚振内障者或因打傷或撞搐或高低而昏暗後經二三年

廿九

間一如内障形狀陰看能大陽能看小由亦參光宜用天字針從上撥下立見又有一症後生人患雲翳小小陰看不大陽看不小不亦三光如此之狀不可施

治烏風内障訣

烏風者乃五風之变也其瞳人不開漸漸昏沉又無翳障其瞳人如黑墨形狀當此之時急宜服藥若經二三年間結成翳青白色陰看不大陽看不小至此之極不可針撥服藥無効痼疾成矣

治黑風内障訣

黑風者乃五臟变化也瞳人開大此症皆因房事不節頭面各部骨痛當此之時宜依方服藥救治甚至神光耗尽不見三光總為不治之症而已矣

治青風内障訣　青風者夫乃五風變五色也不齊頭疼腰痛日積月累瞳人開大漸変青色初起之時依方服藥惟恐神光散盡不睹三光更無治法

治綠風内障訣　此症乃五風變化之病肝氣熱極虛勞所致但覺頭額鼻頰各處疼起夜間有光紅黑不定先患一眼後乃相牽初起之時急宜服藥羚羊角飲還睛丸之類救治可也倘至要明瞳人変綠不見三光終無治法不可針撥服藥此一症婦人多患此症何也心生血肝藏血婦女以血為主血衰不榮于肝生肝胆熱極変為綠風亦不治之症

治高風雀目内障訣　高風者乃肝中積熱腎水衰憊視物怯視直上之物

至点灯来恰多不見依方服藥又可用夜明砂蘸白煮猪肝空心吃下可也若此眼初時不諳調理遂至日久变為青盲終為不治之症

治肝虛內目睛內障訣

肝虛目睛者何也此乃勞心之人多受此疾或尋思夜卧不安或酒色過度夢遺腎憊或夜看書細字傷神急宜服藥若至喪明亦無治法

治肝虛雞昏內障訣

肝虛鷄昏者夫乃肝虛鷄昏與雀目不同雞至酉時不能見物至燃燈候有見物矣其雀目黄昏見物至燃灯来不見物矣如此分為兩症雀昏者惟見直下之物視上者用瀉肝散視下者用單肝散雞昏之症

亦宜白煮猪婆空心蘸夜明砂食之或用老米煮鴨肝粥頻頻食之

羣肝散方　大黄　車前子　黑参　細辛　茺蔚子　黄芩　用水煎服

治白翳黄心内障訣　白翳黄心者初起之時瞳人間先有一点如粟米大日久團團漸漸結成内障此翳經二三年間方撥下若年日不久恐撥不成片而下此症易識中間分一点厚皆四圍不緊黄色而薄也

圓翳內障

圓翳猶如水上盤　陰陽大小一般看
金針一撥分明見　丸散須醫腎與肝

除肝腎虛合用　鎮肝丸。虎精丸。聚寶丸。化毒丸。青金丹。撥雲膏。

冰翳內障

如冰凝結瞳人側　左右看看透裏內
金針三五如雲散　託得當先曾晴黑

治熱淚凝結合用　羊肝丸　瀉肝丸　分珠散

滑翳内障

初生黄色白凝烟　似水如雲珠子連

若識根源深妙處　金針横撥得安然

治腦子凝結合用　還睛丸　羊肝丸　黄連膏　三花五子丸

散翳内障

两眼昏沉似霧披　病源還是腦凝脂

針下往来三五撥　方知真個是明醫

治肺家熱腦水結理用　谷精散　雄猪散　四物湯　磨風膏　宣肺湯　清金散

浮翳内障

乍看白日眼中暗　陰時觀来陽裏寛
服藥頻頻點翳子　煩勞心力必安然

治肺家熱合用　宣肺湯　七宝散　白丸膏　細辛散　川芎散

小翳内障

瘫瘡患後忽侵睛　隱隱如銀似白丁
靈散鎮肝丸須服　一年忌慎必光明

治肝腎熱合用　化毒丸　三黄湯　清涼飲子

沉翳内障

隱隱如沉黑水深　更加肝膽熱來侵

可憐黑暗朦朧見　直候三年始可針

治肝胆壅熱合用　靈宝膏　救睛丹　羊肝丸　美玉散　二和散

橫翳内障

翳生眼上薄稀微　劍脊之刑急早醫

莫待展開翳障後　那時依舊鬼神迷

治腎虛合用　匀氣散　還睛丸　春雪膏　茯苓散　天冬〻散

偃月翳障

醫生偃月難知覺　眼內上睛微上泊
澀痛羞明急早醫　莫放月圓之候惡

治腎熱毒合用　瀉肝散　谷精散　連喬散　定志丸

棗花翳障

週圍鋸齒棗花刑　澀痛皆因淚結成
無時熱淚頻頻落　去風止淚即能明

治肝胆熱症合用　谷精丸　分珠散　蟬花散　青金散

翳黄心障

腦子凝結白如霜　厚瘫還積在中央
金針撥去仍依舊　方曉明翳妙術良
治肝腎热症合用

谷精丸　川芎散　鎮肝散　二和丸　三花五子丸

黑花翳障

黑花睛翳凝青色　上下飛蝇狀難測
此病皆因精血虚　補腎調肝免以厄
治腎虚合用

還睛丸　四物湯　霊宝丸　青金散

風變內障

爲綠青紅及黑黄　證候難教見三光
後有腦能結就子　任他針撥未明方

治血氣皆虚合用　還睛丸　鎮肝丸

雷頭風障

一同發後最堪傷　太陽疼痛不尋常
二眼八廓俱緊痛　急早求醫免沒光

治上熱下虛合用　太陽丹　川芎丹　朱粉丹

驚振外障

急行撞損眼睛中　惡血停畱在內沖

曉夜難禁疼與痛　鐮除瘀血始無虞

治血凝滯之症合用　退血散　清神丸　雄猪散　四順散在第一河內查

絲風內障

一點形鋪似系裝　皆因腎水熱風傷

或開或合是麻米　不覩三光久必殃

治肝熱之症合用　靈寶丹　瀉肝散　青黛丸　清神散

烏風障

痛痒昏濛是物瞞　祇因肺受熱風蒸
至心服此湯丸散　免使從玆成黑暗

治肺受風熱合用　宣肺湯　四物湯　清神散　川芎散

黑風障

此病皆因肝氣虛　致今時見黑花飛
急宜頻服生津藥　免教變作五風翳

治肝虛熱合用　鎮肝丸　祛毒丹　青金散　密蒙花散

雀目障

肝臟虛勞積外邪　微靚三光似物遮
朦朧如見飛蠅狀　不見看〻成棗〻花
此乃肝腎虛之症合用　鎮肝丸　羊肝丸　拔睛丸　捲簾丸　春雪膏

高風障

陽氣不是陰氣衰　黃昏前後見難爲
皆因似作青盲眼　到老終須是月虧
乃血氣不足之症合用　回陽膏　勻氣散　夜明散　二和湯

黄風障

腎虛肝病不分明　由来澀痛刺如針
熱淚頻流羞見日　五風變動的来真

乃腎虛之症合用　洗心散　四物湯　美玉散　二和散　三花五子丸

傷寒後患

陽症傷寒月病因　致令赤脈肺家侵
大小背頭頻澀痛　急早延醫免肺侵

乃肺熱血凝之症合用　宣肺湯　退花散　四物湯　美玉散　二和散

玉翳外障

赤脉縱横两眥中　眴眴疼痛淚頻冲
此症皆因脾肺熱　漸生血翳損傷瞳
乃脾肺積熱之症合用　撥雲散　退血散　鎮心丸　青金散

聚開翳障

總玄還生是有因　風熱冲脾凝臉真
合睛如膠離睛切　翳生聚散宛如雲
此脾肺熱風合用　洗心散　雄猪散　青黛散　磨翳膏

臉粘睛胼

兩臉粘睛何所論　臉翻突出與睛平
此是肺家風熱繫　致令瘀血遶其睛

此風熱相繫合用　洗心散　祛毒散　分珠散　美玉散　清涼散

膜入水輪

肺臟多因熱毒冲　致令膜入水輪中
志心頻服驅風藥　免得朦朧黑翳攻

此肺熱毒合用　宣肺湯　糖煎飲　美玉散　牛蒡子丸

赤脉泆翳

白睛赤脉貫瞳人　澀痛羞明痒不禁
此病皆因心肺熱　攢竹迎風使好針

乃心肺熱合用　糖煎散　洗心散　宣肺湯　黃連散

黑翳如珠

黑翳如珠病若何　腎經虛乏致堪痾
點点散鋪水輪内　十人有九障翳多

乃腎氣絶水輪散合用　靈寶散　還睛丸　撥雲散　糖煎散

花翳白陷

翳生瞼內隱沉沉　除去風邪莫用針
若識根源生病處　肉輪惡血氣相侵

治腎虗合用　防己散　瀉肝散　三花散　青金散

水瑕深翳

此翳生來是有無　沉沉隱在水輪鋪
衹因氣壅心勞力　早宜服藥勉睛枯

乃腎虗合用　還睛丸　六陽丹　靈寶散　梔花散

混睛外障

腦子凝結流睛內　狀若浮雲罩碧空

摩翳膏妙常與点　免教翳障損雙瞳

此腎虛陽氣弱合用　靈寶丹　萬金散　谷精散　杏霜丸　摩翳膏

他患生翳

他患因傷臟腑虛　致令血滯氣冲翳

好將摩翳膏常點　免使開張暗黑迷

乃血氣凝滯合用　退血散　四物湯　青黛丸　長青膏　祛毒丹　連翹散

逆順生翳

上胞生時號名逆　下瞼是順即爲名
睛疼淚出無羞日　急急求醫免損睛
乃肝脾虛熱合用　退血散　分珠散　宣肺湯　紫金膏　春珠散

鷄花蜆肉

瞼內翳生名蜆肉　或青或黑痛難禁
此病皆因血凝滯　將針鐮去免深根
乃脾虛血滯合用　退血散　宣肺湯　分珠散　摩翳膏　川芎散

臉內風粟

兩臉疼痛澀難開　此病皆因脾毒來
点点肉輪如粟大　瀉氣治風始免災
乃脾受毒熱合用　退血散　瀉肝散　美玉散　應痛膏　三花五子丸

漏睛膿出

原因風熱臉中停　凝結如膿夾淚傾
驅毒除風無別病　黄連膏子点雙睛
乃脾熱風毒合用　糖煎散　三和散　密蒙花散

旋螺突起

熱風相繫腎家虛　熱氣相攻井損珠
腦脂凝結兼頭痛　如此之形莫與醫

腎經虛熱風毒合用　葯黑豆　還睛丸　蟬花丸　二和丸　磨睛膏

拳毛倒睫

眼中風熱泪相連　澀痒頻看皆此因
倒睫拳毛鋪刺痛　致令滯血損瞳人

乃脾受風熱合用　退血散　清神散　石燕散　青金散　桃花散

碧翳瞞目

腦子凝結白睛停　薄薄輕籠淡淡青
忽然旬日一回暗　或而時時又却明

乃肺風濕滯合用　宣肺湯　禹金散　谷精散　撥翳膏　美玉散

鶻眼凝睛

睛突兩臉難為轉　五臟上下似粧成
要知妙手能醫處　熱風一散就安寧

上熱下虛合用　四物湯　七宝散　建名散　蓯蓉散　天門冬散

蟹眼睛

血輪赤血氣相凝　湧起週圍睛陷深
淚傾拭了還重有　鐮除瘀（太陽針）血

乃心肺受熱湧起合用　宣肺湯　萬金散　细莘散　春雪膏

胞肉膠凝

兩瞼虛浮腫不開　熱氣淚積變成灾
如膠粘膩羞明日　去除瘀血藥相催

乃脾熱毒症合用　糖煎散　清神散　密蒙花散

珠突出脏

黙手睛肉頻〻痛　忽然突出在脏中
不是岐黄跨妙手　藥到消除没病踪

脾肺血氣相滞合用　分珠散　宣肺湯　搪煎散　清神散　川芎散

神崇痛疼

忽然痛疼如針刺　淚出羞明熱漸侵
早服瀉肝丸與散　太陽風府便如針

乃三焦熱合用　瀉肝湯　洗心散　退血散　川芎散　參簾散　黄連膏

轆轤轉開

上臉中藏下臉藏　週圍不止定中央
可憐清淨難觀看　妙術空誇手段高

此筋脉上注合用　聚宝丹　還睛丸　退血散　雄猪散　牛蒡子散

打傷損瞳

忽然黙被物驚傷　惡血流歸内眼藏
迎香針取瞳人血　免使終身不見光

此乃血滯合用　四物湯　退血散　美玉散　黄連膏

撞刺生翳

撞刺血凝在水輪　致令作害傷隻睛

太陽穴與針除血　瀝淚羞明漸漸輕

乃血聚生翳合用　四物湯　退血散　瀉肝散　磨翳膏　長春膏

血貫瞳人

肝膽多因積熱攻　致令血灌上睛瞳

早求妙藥休疑阻　免教赤睛致朦朧

乃肝胆壅熱合用　四物湯　退血散　二和散　青金散洗

睞目飛揚

有時因出野郊中　点被狂風塵上冲
如絲凝住瞳人上　漸生翳膜亦濛朧

此乃腎虛合用　糖煎散　青金散　黃連膏　退血散

天行赤眼

癘氣熱氣號天行　更兼內熱積相連
澀淚睛疼并畏日　一眼纔閒一眼停

此三焦積熱合用　退血散　青金　川芎散　應痛散

暴赤生瘡

忽然兩目羞明熱　況復盈盈珠淚頻
只因有淚常揩拭　致使生瘡内瞼蒸
此乃肝脾熱合用　瀉肝散　美玉散　二和散　三花五子丸

瞼硬睛疼

兩眼難開似引砂　血淚睛疼血障遮
裏内鉏鐮除瘀血　藥當宣肺去風邪
乃肝熱上攻合用　洗肝散　雄猪丸　救睛丸　美玉散

痛似針刺

忽然疼痛刺如針　皆因積熱伏心經

早求明醫治根病　莫待看〻翳障侵

乃心家壅熱合用　退血散　牛蒡子散　萬金散　宣肺湯　聚宝散

痒極难忍

頭疼痛痒極难禁　都爲風熱損肝心

瞳子氣連清淨膸　那時翳障漸来侵

乃心肝熱合用　四物湯　萬金散　青金散　没毒湯

瞳人乾鈌

瞳人乾鈌小全無　隱隱如冰黑作朦
皆因脂凝腦結障　搃施妙藥也焦枯
此乃虛極合用　還宝丹　還睛丸　羊肝丸

嬰兒惡眼

襁褓之中受惡風　更加邪氣兩相攻
時時赤爛頻頻淚　不久番成倒睫中
乃除風赤熱合用　洗心散　槐花散　细辛散　三花五子丸

涽眼

胎中受氣不曾全　生時又被熱來煎
年深淚湿瞳人散　昏昏如見霧中烟

乃精氣不足合用　鎮心丸　青黛丸　防己丸　美玉散

青盲

肝臟胎中受熱風　至晚昏昏如月籠
休言近視如斯得　此是胎中受熱攻

乃肝臟風熱合用　鎮心丸　瀉肝散　還睛散　川芎散　天冬散　光明散

星月聚開翳

類點如星似月明　或時聚散為何因

此是脂凝流未散　服藥終須免損睛

乃腦熱脂凝合用　鎖心丸　退血散　美玉散　連台散　磨翳膏

青膜內障

青風還與綠風同　一點瞳人却被籠

急取囊中救妙藥　致免翳膜損双瞳

乃肝虛合用　鎖心丸　太陽丹　光明散　三花五子丸

努肉侵睛

努肉生來是喜嗔　致令雙眥翳犯睛
肺熱血凝因此作　藥用涼肝瀉肺經
肺熱虛氣壅合用　宣肺湯　糖煎散　捲簾散　磨翳膏　防己散

白睛努起

兩眥衝起腫兼痛　尺脈如絲更亂橫
此病皆因心肺熱　更兼房事飽飢中
乃腎虛肺熱合用　鎮肝丸　太陽丹　紫霞丹　祛毒丹　六陽散　二和散

臉上生翳

臉上初如麻粟形　倏然如豆臉中呈
皆因惡血侵肝氣　鐮割除根永不生

小兒惡血侵睛合用　退血散　瀉肝散　光明散　六陽散　二和散

坐起生花

坐起生花是若何　盖為心貪酒色多
酒色雖好休戀着　如此方能免此疴

乃腎虛合用　鎮心丸　化毒丹　清神散　青金散

喉科集錦

喉科集錦

《喉科集錦》不分卷，清文星堂抄本，二册。原題『冲如尤氏著』『蔭青蔣春田訂』。書首有佚名『喉科序』，署『文星堂抄藏』。無目録。著者尤冲如，僅有《喉科集錦》孤抄本傳世。考《無錫金匱縣志》載『尤仲仁，字依之，明無錫縣人，以喉科名』，并記其醫術淵源，『初御史周清白一中官于大獄，得秘方十有七，周死而甥得其方，即仲仁之祖也』。又有其治驗記録：『嘗起嚴文靖於屬纊，活范屏麓、孫雪窗于危劇，三人共出資爲仲仁補授太醫院吏目，遂世其家。』可見尤仲仁曾任明嘉靖時太醫院吏目，擅長喉科。又據《續修四庫全書總目提要·子部》，其孫即是清康乾年間名醫尤乘，字生洲，别號無求子，撰有《尤氏喉科秘書》。按《喉科集錦》的部分内容與《尤氏喉科秘書》相似，推測《尤氏喉科秘書》係無錫尤氏家傳醫術的載録，而《喉科集錦》的原作者即是明代尤仲仁，抄本誤作『尤冲如』。訂者『蔭青蔣春田』無考。此本抄藏者不詳，名爲『文星堂』者多處有見，難以認定。是書首葉鈐『中華書局圖書館珍藏』陽文朱方。書高二十六點七厘米，寬十六點四厘米，金鑲玉裝，原紙寬與現書相等，高二十二點三厘米，無版框界欄。書中『玄』『弦』避諱缺筆，楷體抄寫。序言及前數葉有朱筆句讀。

書前佚名序先强調『人身受病之處，最要緊者曰目與喉』，『咽喉所以分陰陽、司呼吸者也，毫末之疵且不可有』，鑒于以往『方書多不知載，或載而不詳』，而是書『方藥精粹，議論簡要，隨所試之而輒效者，其術亦神矣哉』。按抄録修改的情况，當有所據之本。全書内容大致可分爲四部分，即咽喉證治、牙舌口唇證治、喉證方藥、喉證圖式與治方。咽喉證治包括《咽喉總論》《咽喉證辨論》《咽喉總論歌》《喉科忌症》以及《辨症主治法》，後者又包括乳蛾、喉癰、纏喉風、喉菌、喉癬、喉刺、喉痹、鎖喉風、脚根喉、喉關瘡等具體病證的發病特點與治療。牙舌口唇證治中，重點論述牙證主治，首先將牙齒諸病與經絡臟腑氣血相關聯，指出『齒之爲病，手陽明足少陰經所致』，再分牙癰、牙咬、牙蝨、牙菌、牙宣、馬牙、走馬牙疳、崩砂疳、牙槽風、穿牙疔等分别論治；其後又闡述舌癰、舌黄、舌菌、紫舌腫、連珠疳口風、木舌、懸癰、鵝口、口糜疳、繭唇證治；最後記載頸癰、面癰與托腮癰三症的治療。喉證方藥部分，首先是『喉症要方秘』，記載喉科常用的君藥四味、臣藥十味、佐藥十味、使藥十味，其後是方藥修合配製法，依次爲秘製玉蟬丹、秘製雪梅丹、蜒蚰梅製法、風化霜製法、製燈心灰法、冰梅丹法、製梅凡（礬）法、製黄柏法、製僵蠶法、製牙皂法、製硝法；再爲吹藥凡例，包括用蒲黄、薄荷、甘草、百草霜、人中白等製吹藥之法以及吹藥時注意點；其中夾雜一段『尤氏要方秘訣』，概括説明咽喉之症的脉象與臨證特點，點明病機多屬風熱痰火，治療宜以豁吐痰涎爲要；其後又記合金丹法、合碧丹法、赤丹紅藥、玄丹黑藥、紫丹、口疳丹、小金丹、紫霞丹、尤秘喉吹方、開關散、射（麝）香散、大黄連桂散等三十九種方藥的配伍與應用法，以及主治補遺二十三條、喉方補遺三方，口疳藥方、喉風口噤死立須臾、治喉閉方等十五條方藥。最後部分爲《喉症三十六圖式及秘方便覽》，書葉上方繪有三十六種喉證的示意圖，下注此證的主症病機與治法方藥，圖文并茂，形象生動。

該書理論與實踐結合緊密，對咽喉口齒諸證的辨析言簡意賅，重點突出，治法簡要易行。雖然録方稍顯雜亂，規律不甚明確，但對重要丹方成藥的配伍炮製及應用方法的記述頗爲詳細，有較强的臨床指導意義。此書作爲『尤氏喉科』的代表作之一，對中醫喉科學術發展史的研究亦有一定價值。

（張葦航）

目録

喉科序

文星堂抄

人身受病之處。最要緊者。曰目與喉。是二者皆位居至高而通輕清之氣也。然目之有疾。方書甚備。其勢頗緩。醫者可以應手取效。設不幸而變生焉。盲一目耳。尚有一目瞻視也。即兩目俱盲。亦盲而已。其目而不至於亡其身。若夫咽喉所以分陰陽司呼吸者也。毫末之疵。且不可有。況乎疔毒等症。勢極洶湧。紅腫而發。發即潰爛。飲食廢矣。化源絕矣。嗚呼。喉症之險。豈特百倍於目哉。何方書多不知載。載或而不詳。且人之生也。無論賢愚貴賤。咽喉之間。安能保其無疾乎。而治之可無法乎。是書也方藥精粹。議論簡要。隨所試之而輒效者。其術亦神矣、哉。或曰。有仁厚之心。好德之意。著為一編。不獨使當世之人不夭枉瞬息間也。將以公天下後天下世。亦願後之君子。獲是書有同心焉。

喉科集錦

冲如尤氏著　蔭青蔣春田訂

咽喉總論

咽喉者。氣之呼吸。食之出入。身之門戶也。其症雖繁。總歸於火。蓋少陰君火勢緩。則熱結為疼為腫。相火熱勢速。則腫甚不仁而為痺。痺甚不通而痰塞乃死矣。故經云一陰一陽結。為之喉痺。一陰肝與心胞。一陽膽與三焦。四經皆有相火。火者痰之本。痰乃火之標。故言火者。則痰在中矣。言咽喉者則齒舌亦在其中矣。火有虛實。實者過食煎炒。蘊熱積毒。致生煩渴。二便閉澁。風痰上壅。將發喉痺。先必三日胸膈不利。脉弦数。法宜先去風痰而後解熱毒。虛火者。飲食則痺動脾火。怨怒則動肝火。色慾則動腎火。〻炎上攻。咽膈乾燥。二便如常。少陰脉微。法宜補虛降火。凡咽喉不宜純用凉藥。取效目前。上熱未除。中寒毒復起。毒氣乘虛入腹。胸前高腫。上喘下泄。手足甲指青黑。七日以後。全不進食。口如魚口者死。治咽瘡者。尤忌汗。誤人不淺。或砭針出血即汗之〻義也。蒂中一名喉花是也。維腎火寒。及蒂中發腫痛者切忌針。如內傷虛損。咽瘡失音者。不治。

咽喉証辨論

咽証初發。一時寒戰。即生發後。身涼口不碎。又無舌重或二便俱利。毋認作热症。皆由陰處而發也。其痰不可吊盡。此痰即身内精神所化。与牙縫絞舌之証痰毒。併双單蛾腫痛等症。以流盡痰而愈者不同。若亦流盡則精神内竭必斃矣。先以藥吹之。或以水渙之法。使喉一通。即便服藥第一則投發散和解。第二即施温藥滋陰之劑。亦不妨也。設三四日後。再發寒熱。或心痛脇痛骨痛等症。皆屬不治。發時牙關緊閉。舌喉俱腫脹口碎而臭。或有重舌。及舌上有黄屑屑者。發後下午再發微寒熱。二便閉澁者。即有熱症。用石膏敗毒散主之。然亦愈之症。漸起三四日後。而寒熱者。雖極凶亦不為害。惟有症未而牙關反不緊急。唇不腫而紋好如人者不治。重腫滿舌者不治。色如茄子如胡桃如砂子。亦不治。或連重舌發寒熱。猶可治也。以筋按舌上。其色雪白起筋。即紫紅色。此身內血氣已死。然口臭者猶或可生。最忌口渴。氣急痰多而稠如桃膠者。死期甚速。一項俱紅腫甚者。亦極危也。面紅帶紫。面青帶白。神氣少者。俱不效。救不語者畧紅。語者尚有生機。面色少神氣。而喜坐低處者亦難治。喉內之喉花。為蒂中性命所關。舌下紫筋。為繫下通於腎。白腫不傷之即死。亦死生所關不可不知者也。凡喉症初起一二日若非急症未必發熱。病尚輕緩。若至第三日。發熱症必加重。須問其大小便通利与否。如二便利。症候雖加不過浮火上攻服消風解毒清火之藥即愈若二便不通利。必內有寔火。非用降火解毒重劑。及通利二便之藥。火何從而出病何從而解亦須問頭痛与否。如頭痛即兼傷寒。難治。凡喉症必俟大便去後。方可望痊。若大便秘結未可輕許。故喉症初起大便秘結宜大黄元明粉通之。則大便降而易痊。若至五六日久而不食大便結用之立斃。蓋病久元氣已虛。豈宜再用硝黄。當有善法以處之。又婦人喉症腫痛。有因經閉致火上攻而成者。宜内服通經藥。月事通則愈。夫喉症凶者。面發腫白亮無光彩。脉微沉無力。是神氣外泄。無陽之症。不治。若面發紅腫。脉來洪大有力。症雖極重。是有元氣。火氣盛。治之易痊。

咽喉總論歌

咽喉呼吸通飲食。要道週身諸脉集。胃通三脘繫咽喉。咽喉九節連肺脉。雖曰並行各有司。咽喉症發真倉卒。嗜慾無節并勞枯。奔馳暴怒不舒欝。過飲飲醇酒炙煿來。以致肺胃常積熱。氣分清濁升降難。主便陰陽多阻塞。君相火欝無散時。彙喉腫脹病危急。痰作火標火是原。火息痰症自消滅。火分虛寔細推詳。炙煿煎炒熱毒積。胸膈不利三日前。脉來弦數煩燥渴。二便閉結濕風痰。治去風痰解熱毒。可降可瀉量人施。虛致怨怒酒慾色過則火痰咽燥乾。二便如常心脉微。法當補降自安痊。純用寒涼害非一。上熱未降起中寒。七日之内魚口滅。不用發表与火攻。忌用針砭俱要訣。隨手取效是良工。説与時師宜切記。

喉科忌症

痰如桃膠　面白無神　唇不紅腫　頭汗　乾痰嘔十餘碗

氣喘急　聲音啞　心痛　小兒腹痛　症未減而鼓未寛

骨痛兼寒熱　將著捺唇下白者　不語　無形　不痛　飲食下而是還者　舌如胡桃色　舌如馬肝色　爛肉黑色

面腫發白光　腮穿齒落　痰貴有而不貴無〻痰者不治
重症無血　出痰血水　以上皆不治之症

辨症主治法

凡乳蛾有單有双有連珠多因酒色鬱而結成單輕双重連珠更重其症生於喉傍一邊生者單蛾左右生者双蛾二白星上下相連如纏袋者是連珠也初起一日痛二日紅腫三日有形如細白星發寒熱者凶四者勢定治之四五日可愈先用碧丹一吹次用金丹二碧丹三同吹出痰兼用元參湯左加犀黃連

右加赤芍柴胡双蛾兼用之如大便秘加元明粉大黄便利自
愈傷寒後連珠喉閉不治但紅腫而無細白星者是喉癰也
凡喉癰因過食辛辣炙煿厚味醇酒感熱而發屬肺喉間無形
但紅腫而痛其重者亦寒熱而頭疼用碧丹加金丹少許吹之
內服煎劑及膏子藥四五日可愈
凡䶧舌喉癰肥人感熱性燥者多患此舌下生如小舌者為䶧
舌連喉腫痛即發癰大抵兼者勢凶舌用金丹吹舌根及兩
傍間斷喉用碧丹十金丹一頻頻吹之內服加減西角地黄

湯如大便閉加元明粉大便小便不利加六一散治之
凡纏喉風因心中躁急而發先二日必胸膈氣緊出氣短促忽
然咽喉腫痛手足厥冷頭如攪轉熱結於内腫攖於外且麻且
癢喉内紅絲纏手指甲白手心壯热喉腫而大風痰壅盛聲如
曳鋸自頤纏繞赤色寒热是其候也最為急症初起用金丹碧
丹等分頻〻吹之内服煎劑藥下須薰牛黄若過一日夜目直
視喉中如雷聲者不治燈火近患人口吹滅者不治若喘急頭
汗命在旦夕

凡喉菌屬憂鬱血熱氣滯而生婦人多患此狀如浮萍畧高而厚紫色生於喉傍初用碧丹五金丹一後用金丹三碧丹三吹之更須頻服膏滋藥兼投煎劑輕則半月廿日重則月愈要在治之得法患者守戒忌口一法先將茨菇汁漱喉然吹藥

凡喉癬虛火上炎肺金太旺致攻喉閑生哥窑紋樣又如秋海棠葉背後紅絲飲食阻碍嚥痛雖至不殞命久則咽喉失音而不救吹用碧丹不時服膏滋藥再服煎劑加大貝母下氣守戒一月有效

凡傷寒後發喉痺乳蛾難治為氣閉不通無形勢其症喉項强硬
目睛上視故多不治
凡喉刺多因先勞病重既多虛火上升榮血已枯其喉上腭有
紅點密々如紋蚤蛇者死勿治
凡風熱喉痺形如拳腫而鮮紅其光如鏡頭疼發熱項强治宜
、先去風痰用黃丹六碧丹四吹之如牙関不開用黃熟香砧
開金丹多加氷片吹之去痰後用驅風清火劑数服自愈
凡陰毒喉痺形如紫李腫處皆軟切忌刀針内服生地當歸白

芷銀花知母元參甘艸桔梗清热養血外用碧丹加氷片吹之
若腫黑硬如石若喉乾甚者難治　喉中無痰者不治
凡鎖喉風喉中無塊纍單有紅絲　纏繞氣不能通故急用青葯
多加輕元氷片吹之絞去熱痰再用醋湯畧咯數次内服清
熱養血劑更用前加輕元氷片碧丹兼金丹吹待勢稍退方
可服化痰清火之品如耳聾頭痛微發寒热者輕胸膈痛或
心腹蒲腸痛寒热大作難治
凡脚根喉先寒热四五度脚根忽發紅腫疼痛次日脚根腫退

退忽喉間紅腫色如紫糖疼痛難忍急服化毒消腫之劑吹碧丹多加冰片輕元薰藥吹之其腫自消即服敗毒散若毒傳於心惡飽悶心痛者死

凡喉関瘩因受風熱氣血相搏凝注于重樓之上故發於舌本生於喉下形如粟米治法未破用金丹二碧丹八已破青紫藥各半潰後單用紫藥內服疎風清火之品更須洗心滌慮如有亦可宜繳去如口內腥臭降火解毒

牙證主治

齒之為病手陽明足少陰經所致 搖動齒落豁脫者腎虛極也出血浮腫者胃濕熱也臭穢腐爛者胃火壅遏也外感風寒或口吸寒氣致牙疼者外因也實熱虛火動骨熱者所致氣鬱血熱内因也或因硬物打擊症等皆不内外因也

齒為関門雖屬腎為骨之餘然其上下牙床屬手足陽明二經皆因醇酒厚味傷于腸胃以致濕熱上攻為腫為痛或出血甚者動搖豁落黑臭腐爛宜清腸胃濕熱腎氣虛而精氣不足

而齒無養故有此症亦當詳治可治愈

面前上四正牙屬心　面前下四正牙屬腎　上二邊二牙屬胃

下二邊二牙屬脾　上左邊末牙屬肝　下左邊末牙屬胆

上右邊末牙屬肺　下右邊末牙屬大腸

齒乃腎之標骨之餘足陽明胃脉貫絡乎齒上牙根手陽明大腸脉貫絡齒下牙根屬腎

凡牙癰一名蜞風一初起一小塊生於牙齦肉上或上或下或内或外其狀高腫紅焮寒熱疼痛者是也牙癰牙根紅腫但

口能開合若牙齩則牙關緊閉口不能開以此為辨如牙癰腫
齦肉突出先用金丹碧丹吹入或專用口疳藥最隱如牙齩亦
用金碧二丹吹入牙齩齦外用黃熟香削成鑿子樣從容故進
牙關墊住則牙關漸開即將金丹吹之于患處腫自消
凡牙齩生於牙齒盡齦中牙根腫脹而痕突出牙關緊閉口不
開此症初起勢甚至夜尤甚形狀雖凶尚在可治〻法詳上
凡牙蟮屬胃火發牙齦如荳大或内或外發無定處宜用先金
碧二丹吹牙消後用疳藥加薄荷冰片吹之煎藥内石膏連

翹多用之

凡牙菌生牙根其狀紫黑色高低如菌屬血熱而兼氣滯而生
宜吹口疳藥並服煎劑

凡牙齦乃齒縫出血上屬脾下為胃實火可攻所致內服丹皮
山梔白芍知母歸頭荊芥赤芍生地麦冬小便閉澁加木通
大便秘加元明粉水煎外用珍珠散將棉花為指大丸搽成
條子蘸水再滾搽漏蘸藥塞患處以指抵之勿動一二次即
止若牙根爛以致瘀血滲滿不止此胃熱火也內服扶脾清火之藥外用珍珠散吹之

凡馬牙乃小兒胎內受熱毒見風而生但看牙齦上有白色如脆骨者兒打噴嚏是其發後舍乳或吞或吐而不吮其病已深若不救急治即死入腹先用温水以清絹繞在竹筋上撥開牙関將銀簪挑破出血吹口疳药五六日堅硬难治切莫認作黄丹之類出胎便要看日日要挑破甚有發而又發百日外方免此患

凡走馬牙疳或因胎毒或因痧痘或後發毒攻蝕齦齒腐爛或疳殺人最速如乾醤一日腐一分二日腐一寸故名走馬速

也急用口疳藥加倍珍珠牛黃龍骨𤸷痘後不用龍骨加牛黃珍珠若鼻梁發紅點者不治有落齒盡而死者上片門牙左邊為牙之王此牙一落即餘牙皆落此牙不落牙雖落還可治此牙疳牙槽風俱防齒落

凡崩砂疳口風自舌下牙齦上赤腫口內痛癢如湯潑牙根漸爛亦防齒落為實治法用口疳藥吹之

凡牙槽風初起先齒痛不已後齦牙肉浮腫紫黑或出血久即腐爛而臭此屬腎虛患者戒酒發物內服滋降火之劑外用

口疳藥加牛黃倍珍珠兒茶初治五日紫色退至白色再五日長肉再五日自愈若失治便牙漏难痊

凡穿牙疔先二日牙痛發寒〻熱後痛不可忍牙根發一紫泡初起未破為疔若破為毒色紅者可治青者不治疔用金丹碧加碧丹吹之内服凉血降火之劑治毒用口疳藥加牛黃珍珠兒茶

凡舌癰屬心火盛舌紅而腫地角亦紅治用金丹碧丹吹舌根煎藥多加牛黃犀角山梔

凡舌黄乃重上腫痛而生黄赤屬心火

凡舌菌屬心火多氣鬱生舌上如木耳如菌狀其色紅紫治用

金碧二丹内服煎劑

凡紫舌腫屬心火内必煩燥悶乱宜吹碧丹内服加減犀角地

黄湯可愈

凡連珠疳口風自舌上一云舌下起小泡初起一箇漸至五六箇連

珠而起用口疳藥吹之

凡木舌〻腫腫大如煮熱猪肝不能動轉又有一種生於舌根

下狀如白棗有青紫不筋能速愈初起不疼不發寒熱漸漸

腫大速治可愈遲則难痊皆由憂鬱而生先用金丹碧丹吹

在舌上患後惟用金丹内服煎劑若舌腫脹滿口吐舌在外

難以細藥者用殭蚕皂牙俱製極細末吹鼻中口自開痰涎

自出筋繞絲離甘艸湯潤其舌用四味口疳藥多加氷片吹

之如藥吹後舌上無涎或如乾橘核者不治

凡懸癰生口内上腭發紫泡如荳大者又名上腭癰治法用銀

簪挑破將口疳藥吹或碧丹亦妙

凡蛾〔鵝〕口一名雪口初生小兒舌上白屑滿口此心脾積熱也先用棉捲經上蘸水繳去白衣用口瘡藥吹頻繳內服犀角汁或犀角解毒丸若口如魚口不合作鴨聲者難治

凡口糜瘡令人滿口糜爛用筋絲綿蘸水輕攪如覺易治不然係內多難治也

凡繭唇屬陽明胃經痰火流注於唇而結如荳大若蚕繭然突腫硬硬甚作疼飲食防礙或破流血久則難治初起用麻子大艾炙炷三壯貼蟾酥餅自愈若有內症作渴早服加減八

味九午後清服凉甘露飲以滋化源若日久流血不止渴怕危者

凡頸癰胸有紅腫形在外須防內攻甚則喉閉則出膿又有面

癰此頸癰同又有托腮癰生於腮下者過食厚醇酒結熱而

生三症俱防內攻用碧丹吹口內薰用煎劑外用三黃散敷之

喉症要方秘

君藥四味　金丹合　碧丹合　玉丹製硝礬　黃丹

臣藥十味　疊玉礬有二用　軟玉月石同製　香玉冰片　滴玉乳石煅　碎金研細蒲黃

片金製黃栢　綠霜飛綠凡　青霜研晒青代　玄霜研百艸霜又名靈药

佐藥十味　涼草（研細薄荷）甜草（研細甘草）輕元（灯心灰又名元丹）天蚕（炙姜蚕）　澁藥牙皂宝（兒茶又名圖祕）

地虫（全蝎）赤玉（琥珀）

使藥十味　酉金（炙內金）丑金（牛黃）辰金（煅龍骨）元明（珍珠）酸金（製梅丸）人霜（煅人中白）

香劑（附煮）　红脆　福（灯研）象胆

秘製玉蝉丹

先將以凡搥為荳大，入罐內，放桴炭火上熔化，待罐底若塊為

度，隨投火硝（每凡一兩下硝三分為則）、玉石（每凡一兩下石末為則），少頃又投以凡，化盡又下

硝硼，為前法投至罐口，鋪地為饅頭，方用武火煉至乾枯，用淨

瓦一片覆罐口一时取起將研細牛黄少許用水五六匙調和
以匙挑滴丹上將罐仍火入内烘乾即取起連罐覆淨地上以紙
襯地上用瓦蓋七日取灯以輕鬆黄壁紋共火候初起微緩亦
不宜太緩恐殭定中間用武火若凡未化盡即下硝硼亦致堅塞

秘製雪梅丹

取大蜒蚰數條放碗内上將脆梅青梅打碎鋪于碗内再將生
凡打碎和水冲入拌匀直浸蜒蚰化水没將梅晒乾炙研用时
加冰片没各禁方俱可加入此出涎甚速或加硼硝胆凡黄連

薄荷各末吹若纏最凶者熊胆吹之或蜜調搽

蜒蚰梅製法

取蜒蚰百條放罐內候化水入霜梅百枚浸蜒蚰汁內三晝夜取梅晒乾再浸再晒汁盡為度磁收貯每用一梅患者噙之或炙研加入吹藥更效

風化霜製法

嫩黃瓜一條去蓋將瓤去盡用火硝明凡等分裝滿蓋仍合上用竹簽扦緊懸迎風背陰之訪候瓜面生出白霜掃下加冰片

少许密贮待用，单用甚效。

制灯心灰法

取青篾竹一段，去节一段，留将白灯心塞入令紧实，另节一段用纸塞好，入火缓缓烧过，闷熄，去竹灰、纸塞，收贮听用。制时不宜烧过节上，烧透即爆去。如烧不过则生，若太过则无用矣。一法烧灯心用水洒湿。一法竹两段去节，皆用纸塞。

冰梅丹法

半熟大梅百枚，端午时用食盐、朴硝各四两，水三碗，入罈内浸梅子，其水约过三指，浸一宿，加防风、甘草、白凡、猪牙皂去核去弦各四两

醋掩星片醋半夜片（名三十五枚）桔梗去研細拌勻浸七日取梅晒乾又浸又晒汁
盡為度梅上起白霜收貯凡用以綿裹包噙口內損水生嚥液損
痰涎吐盡以舌盡為度

製梅丸法

將元大青梅投下圓蓋去核不可令碎以所丸研捺入梅肉仍
以圓蓋〻上用竹針〻好過一宿放炭火上候收梅及煨只取
肉丸鬆為膩粉味極酸平收貯听用

製黃栢法

将黄柏切片用荆芥穗为君甘草佐之煎浓湯浸軟攤瓦上緩炙黄不可令焦以白蜜湯晒干研末用

製殭蚕法

取雄蚕细直而復细折之中間黄綠者将牙刷蘸水刷去灰瓦上火焙於變色为度

製牙皂法

取堅小不蛀牙皂鋪瓦上炙至色似光而極脆为度去弼弦研末听用

製硝法

取白馬牙硝溫湯蘸过再將稻柴灰置飯甑內以硝放上清水淋过取放炭灰内收干紙色好放灶上洞内取乎溼氣浮潔而白為雪味及淡者佳

吹藥凡例

凡用蒲黃須生用羅絹篩去粗褐色及炒取及細者用

凡用薄荷須揀莖細叶小者真苏龍腦去莖取叶晒研用

凡用甘草須取大粉草切片生晒研用

凡用百草霜須揀燒茆草火者先取要去浮面一層然後刮取
中層近鍋底者至於第三層及鍋底心鍋口者勿用
凡用人中白須水煮五六次後入火煅淡紅色者研用
凡喉中症碎者先吹去肉藥後吹碧丹
凡喉中蛾形紅腫者當用灯心
凡吹喉症將出痰涎當用皂角末少許
凡吹喉症須吹藥五六管方得痰出三次可愈至出痰初吹宜
多用金丹直對帝中口重吹之急提出後發痰即嘔出

凡吹喉嚨藥醫家吹时氣須平和用筆遍遍为度

尤氏要方秘诀

咽喉之症病才洪盛溢上盛下虛孤忌激伏咽喉痛或喉腫痛生瘡或咽喉閉塞或紅腫结核腫痛或喉閉塞不[illegible]能言語俱是風热痰火并宜豁吐痰涎为要

合壶丹法

製過硝六分入细蒲黄（生要研细次下）殭蚕一分 製牙皂一分和研（阿淡黄色）加冰片一分 此共只欠留冰片用时加为喉症重加牛黄盖碧石丹消痰清热解毒去風固良尚屬平

緩不爲金丹消腫毒去風痰開喉閉出痰涎最爲神效

二禁方附

生細蒲黄十 提過硝十 牙皂一 冰片一 凶症加牛黄 細蒲黄下 牙皂下 硼砂下 薄荷下 冰片下

合碧丹法

玉丹不下 石砚 百草霜研勻三厘 輕粉五厘 甘草九厘 薄荷葉十大口分 青黛三厘研 及細入冰片下 此丹宜臨時旋

合將消痰爲皂莢月石各分許 秋冬用玉丹下 春夏用薄荷不下玉丹則用 罒秋冬則用薄荷の 丸

喉痰症及乳蛾只用碧丹其他重症金丹兼之須分前後多少

之初起碧丹九金[illegible]丹一 碧丹八金丹一 碧丹八金碧丹二 再吹碧丹之

金丹三 为症重金丹碧丹各半用至三五次後痰涎必上湧然用

金丹六碧廿將筒入时直入喉中重吹一次隨出筒即吐痰

二寿方附

玉丹二下 百草霜五厘 牙皂三分 輕元一厘 甘草下 薄荷二下 硼砂下五厘 冰片下

薄荷十 玉丹三 甘草一 牙皂五 錯灰 輕元 冰片

赤丹红药

硼砂本 硃砂本 胆元本 殭蚕本 榜荑本 牙硝本 冰片二下

附尤秘一

月石三下　川連下　薄荷下　硃砂下　牛黄三下　氷片下　重生加牙皂硝蒲黄各三下

玄丹黑藥

青霜三分　濂珠　寒水石　玉丹三分　文蛤炒　青黛五下　能退膿加天虫薄荷

生肉加珍珠琥珀　止痛加桔梗山豆根

紫丹

龍腦三下　黄柏三下　兒茶下　龍骨下　白芷　煅　青黛下　牛黄少許　梅片下　生肌散

肉香治去肉腐爛等症

一紫方附、

兒茶下 艮金下 白芷下 甘草下 薄荷五厘 冰片下

口疳丹 即蒀牙肉方

薄荷三下 兒茶判 黃柏一厘 白芷五厘 甘草五厘 珍珠五厘 艮金二厘 各研細合冰片三厘

牙消腫多加薄荷白芷牙牙肉多加兒茶珍珠龍骨乍斤口疳

加牛黃倍珍珠各五厘 疳疰去龍骨 按上五色靈丹及口疳丹實尤

氏之真秘喉科之至寶也然據其辨論考乎真傳刈金丹碧丹

及口疳丹翔過尤通靈至寶丹考夫金丹散專消腫吐風痰利關

竅甚翔弱品碧丹散專毒祛風痰藥性法製辛涼並用相水火

相劑之妙此喉科第一丹也原論中有春秋之加減許文江云春夏喜于發散故以薄荷之辛涼以達之秋冬喜於收斂膽故宜玉丹發濇以收之然因時增損亦當隨症加減应天順人斯為神妙口齒為口喉最緊之藥故並論之至於氷片一味性溫辛用清涼為洪方之使凡症凶險時宜多加

小金丹

製硝三分 蚕蛹即天虫 蒲黃三分 牙皂五分 氷片三分 月石一分 雄黃一分 黃柏一分 乳香二分 沒藥二分

各遵製研用原丹性烈直達內臟輕症不勝反受藥累許氏於原

方減分增品宜溫並用使製得宜而開關散結祛風痰解毒消腫退火之功益異更能定痛安神名之小升丹原方也

紫霞丹

玉丹牛下　輕元牛下　硃砂牛下　冰片二下　薄荷一木　黃柏五　牛黃一下　甘草二下　各研勻計藥畢

所用此丹清熱消痰祛風解毒開喉閉豁痰涎最穩最靈許氏重之

元秘喉吹方

梅片一木　薄荷五　甘草二下　兒茶牛下　真珠不下　雄精二下　血珀不屋　人中白刹下

附四方

梅丹三下 薄荷下 甘草下 月石下 牙硝下 滴乳石半 兒茶半 俱研和吹加冰片三厘

製硝半下 兒茶半三下 蒲黄半 硼砂半分 冰片下 珍珠下 如乳穀不入加白凡薑鹽

百草霜等研勻 冰片一下 元寸下 雄黄半 天虫半 月石半 牙硝半下 珍珠下

加蒲黄薑黛上各等分加薄荷末共研末吹

薄荷 冰片 担凡 牙硝 辰硝 山豆根 薑魚担 製蚕

牛黄 痧凶加珍珠硼砂内並上五方作纏喉風鎖喉風一切急

痧消瘇絡痰隨便用之

開關散

川玉金一個 巴几三分 雄黄一分 冰片一匙 右各製研用 再提製巴几用巴
豆七粒去壳用川几呀同燒枯去豆用

射干散

元寸三下 冰片三下 川連五分 薄荷三下 甘草下 月石三分 研和治一切熱結不解
開竅不通

大黄連桂散

川連三下 黄柏三下 薄荷下 月石三下 雄黄三下 製蠶三厘 玉金下 甘草三厘 青代下
冰片下 共和治咽喉紅腫實火症用

十寶丹

牛黄下 濂珠下 冰片下 以上血木 珠砂木 薄荷木 玄丹三下 梅片三下 甘草计 黄柏木

共和一切虛火鬱氣不舒應用

烏龍散

陳京墨二木 玄丹五 珠砂木 血珀木 西黄下 冰片下 元明木 甘草三下 共和吹

虛陽喉痹應用

參黄連桂散

人參三下 牛黄三下 黄連木 肉桂木 冰片下 甘草下 共研和虛寒喉痹及喉虛火旺應用

珠黄散

西黄下 珠砂钱 珍珠三下 滴水石钱 月石料 濂黄钱 廣鱼衣三下 兒茶钱

氷片二下 人中白煅 钱半 先將真珠研極細配入餘药

此散治當年久喉疳腐爛去

滞丁及口疳糜症

三疳方附

竹叶上吊掛蒲蓑連虫焙干为末 西黄下 氷片 血竭钱半 文蛤下 烽炙钱 元寸三下

乳炙钱半 没药钱半 白芷三下 血珀三下 真珠三下 研吹

真珠三下 輕粉钱 氷片下 乳勻吹噀點眼可生肌

冲和吹药

薄荷十 黄柏一 兒茶三 白芷一 甘草一 珠末 冰片 痛重加白芷 痧痘痛加
西黄 真珠 结毒加灵药山梔末 搽调药用薄荷十 煎附雪霜
灯心灰 锡灰 瓿 共三 冰片加土贝母 调搽

集验方

西黄下 西角末下 箬竭分 辰金分 珠砂分 西珀末下 真珠下 冰片下 研和吹治疔 瘡

祛腐丹

黄金分 铜绿二下 雄黄分 珠砂二下 月石三 冰片二下 蜜黄柏二下 甘草二下
共和一切喉癰乳蛾疔痛去腐应用

生肌散

生龍骨三錢 兒茶三錢 西黃三分 真珠三分 血珀三錢 冰片一分 紅絨炭二分 乳香三錢 甘草二分

人中白散

人中白一兩 兒茶五錢 黃柏三錢 青黛三錢 薄荷三錢 冰片一分 甘草一分 研細吹搽 口臭涎穢加

酉乳一錢 銅綠一分 枯礬三錢 腐肉不滅加河魏一分 射香五厘 潰爛不斂加真珠五分

生龍骨五錢 西黃一分 血珀五分 紅絨灰二分

八寶丹

西黃、、 熊胆 滴乳石 真珠 琥珀 乳香 沒藥 元寸 冰片

喉症主方

牛蒡子 荊芥 連翹 山梔 桔梗 花粉 淡子芩 薄荷葉 元參

甘草 一方加銀花 寒熱加紫蘇 頭痛加石膏 口乾加麥冬 知母

胸膈飽悶加枳殼 痰熱飛發加芍藥貝母

清喉消痰方

元參 甘草 桔梗 銀花 薄荷 川連 山梔 連翹 荊芥 防風 石膏 牛蒡子 竹 茅根

舌症主方

山梔 川連 木通 連翹 犀角 生地 丹皮 赤芍 麥冬 甘草 如焦口唇加煅石膏 [illegible]

痰兼鬱加貝母便閉加硝黃或丸以粉之亮引用灯心通皮煎服

牙疳主方

元參丹皮生地知母山梔白芍車前黃柏地骨皮甘草草梢熱甚加熟石羔君升麻灯

佐防風加荊芥虛加熟地枸杞去山梔解毒加連翹以連若穿牙疔用消腫解毒

藥加紫花地丁甘菊

又牙宣方

細生地丹皮山梔荊芥石羔白芍麥冬知母歸身赤苓小便閉澀加木通大便塞

加元明粉若牙根腐爛用牙關方吹之玉論言胃經宜大寒宜服涼血清火之劑

只用珍珠散此指寔火也若胃虚火動爛牙根只用長肉内服扶脾瀉火之剂

此虚火寔火較为清楚

膏滋药

薄荷君 玉丹臣 川貝佐 輕元 百草霜 冰片使 先將玉丹草霜研和後入輕元再研再入薄荷甘草川貝研細方入冰片研蜜调服丸喉癬菌須時時噙嚥之重症加並药吹药

金鎖膏

金石斛一钱 元参钱半 玉竹一钱 橘红八分 麦冬去心 生梨皮五钱 川貝去心 天冬一钱 知母钱半 桔梗钱半

甘草五分 薄荷叶五分 玉竹一錢 生地五分 雪梨去皮核二片 京墨研極細候膏成調入 用陰陽水各半盃 煎數沸

去渣 以渣再煎汁併入 如法熬膏 熬成 以貝末收之 或加蜜收 調入京墨細末 每

服三錢 早晚開水冲服 治虛火上炎 咳嗽 喉痺 喉癬 咽痛 失音 諸證 服久極效

元秘玉液上清丸

薄荷葉十兩 柿霜五兩 桔梗四兩 硼砂三兩 冰片三錢 青黛三錢 黃連三錢五分 甘草一兩五錢 砂仁四兩

百藥煎五錢 元明粉三錢 川芎一兩五錢 防風一兩五錢 右為細末 煉蜜為丸 如芡實大 每服

一丸 噙下 治風熱上壅 頭目不清 咽喉腫痛 口舌生瘡 服之生津液 化痰涎

痺用時噙丸

犀角鎊分 桔梗五分 赤芝半 大黃半 生地五 元參半 連翹半 朴硝五 甘草五 青代五 共爲末

煉蜜丸，如龍眼大，薄荷湯化下。挾驚者，硃砂爲衣。治小兒諸毒及痧疹後餘毒。

喉菌症

三黃散

生地君 蒲黃臣 牛黃佐 冰片使 共爲末，用芭蕉根汁或扁柏葉汁和蜜調敷，或加姜黃、元寸。治頸癰、面癰，如腫硬不消，因氣凝血滯，或痰塊結而不散，宜姜汁、蔥汁、白蜜並治丹毒。

走馬疳神方

熊膽平 青黛平 蘆薈平 甜瓜蒂平 真珠下 牛黄下 冰片下 蟬衣下 蜣螂下焙存性 九孔下 安息下

人中白下 秋石 砂下陶淨 共為末用甘草膏化下熊膽為丸 珠砂為衣 用人乳研化將新畫

筆蘸藥塗患處 外用桃柳枝煎湯洗患者鼻共

主作補遺

喉痹大約祛痰解熱開譽自愈

喉痺等症 若論已潰未潰 先用刀刺喉 乃喉科秘訣

連珠蛾 因氣鬱初起三日 痛必寒熱 用藥先吹碧丹 後吹金丹 同碧丹搽吹出痰 服煎劑

單蛾先用碧丹吹後 和金丹合吹出痰 服煎劑

爛頭蛾初起喉中有一白泡吐出鮮血後爛成窠喉菌用碧丹十金丹一吹之

喉癬用本药加土貝母蜜調不拘時嚥下　面癰膚火頭癰肉吹碧丹

重舌狀如水晶單用金丹吹可愈此症与蓮舌相似

牙菌小斑高起初起勢凶易治不害命

牙叉症生牙盡中齒不能開牙關緊閉單用金丹吹入叉中小塊立可倘相碎

爛先用長肉药吹一笈後吹本药

牙槽風或齒縫中出血腐爛更紫血塊滿牙根浮腫牙不固久不愈即成牙漏風

牙漏風胃家虛火壅甚宜服補虛還陰丸明口痛药時時吹之

㽲牙疳牙肉白腐相臭氣者是也先用驅腐丹六約与麋疳同滿口腐爛与

小兒口疳同法牙疳屬五臟

小兒胎疳如乾橘囊者不治　痘後疳熱毒加臭穢不救

痘後發因內熱毒致虛發于牙根肉上墨色不治

痧後疳熱毒發于齒縫如搖落臭穢黑爛二症俱用牛黄真珠末

喉結毒疳方　加牛黄真珠各四厘　靈藥龍骨各一分

穿牙毒如內熱發併用鉛丹吹如腐即用長肉藥外用三黄散敷

蟬舌亦重舌類舌下生二小舌也　臭口風症急病危口如魚口者不治

松子風口內滿喉如猪肝色赤腫口吐出氣逆不能飲食

蜂子肉或在面臉腮上洋爛在喉關舌下作胃色黄如風

唇舌若破出血處火泛上者制用理中湯如寔急宜用涼膈散

治喉方補遺

治乳蛾方　胆凡一錢　山荳根一錢　硼砂一錢共末入　黑牯牛一个内陰干吹

治喉癬方　蝸牛焙三錢　花椒末三錢　共和吹三五次即愈永不復發

治乳蛾牙䶧風　梅凡子草霜●一錢　甘草一錢　訶子去核面包煨三錢　冰片研和吹之

口瘡藥方

銅綠末 雄黃末 枯礬分 硃砂卜 馬鞭草半卜連根燒存性 若治喉痺乳蛾取壁錢

將髮絞定燒存性為末亦加前方吹

喉風口噤死在須臾

但丸牛半生半熟 膽礬三卜 木鱉三卜 共為末用番木鱉磨井水調和以鷄翎蘸掃患

處或木鱉磨末和藥吹若甚急以箸插開送下

治喉閉方

牙皂 冰片 白礬 黃連 等分焙干為末吹

崗治一切喉風起死回生方

全虫一个 蝉衣五分 蜈蚣去头足 俱焙 以上乌共 但元 天虫 乳炙各钱 蝉酥三分 山甲麸炒

共为末每服一钱或半和酒服下出汗乃止忌一切发物油麵筋

治纏風方

蜘蛛の新兒二座 冰片一下 研末 将遇急症吹入神效

喉風驗方

杜牛膝根一握 鲜艾叶七片 共打和人乳再打将病人捧起仰卧取汁滴入鼻中少頃痰涎從口鼻出即愈若无鲜者夏月取牛膝艾汁以備冬月用将熬湯泡絞汁和人乳搗用

喉風閉塞良方

猪胆六枚臘月初一日取黄連末代薄荷天虫白凡朴硝各五分裝入胆内青紙包好將地掘一孔闊深一尺以竹横掛此胆在内上即盖定至立春日取出待風吹干去胆皮青紙研末收藏凡遇急症加氷腦吹入少許神效

神效吹喉散方

用元明粉吹喉中以井華水噙化嚥下

治喉腫痛方

用野蘿卜根莖搗汁將鵞毛蘸入即愈凡冬月無鮮者可預採陰干臨时滚湯泡絞汁用

治咽喉腫痛乳蛾等症

上好鴨嘴胆礬藏於青魚胆內陰乾為末吹之大妙

雪口驗方

粟殼煎湯一盞洗之或用殼內毛衣焙乾為末吹之

痘後口疳單方

屋上乾猫屎煅存性研末加口冰片吹之

走馬口疳方

紅棗煅灰　枯礬各等分　人中白煅　黃柏　冰片少許　為末吹之

神效牙疳方

冬瓜皮　茄蒂　等分焙乾存性为末吹忌砂糖

又方

京墨煅存性　兒茶　柏末　銅綠　为末　研細敷之

一吐瘊方　用大麦炒焦为末加薄荷那少許吹之

二長肉方　用鸡子油調兒茶末敷之

口喉痛方　杜蛎煅研　以陳末醋一盞入煎分三四分調和噙咽

喉症三十六圖式

纏舌喉風

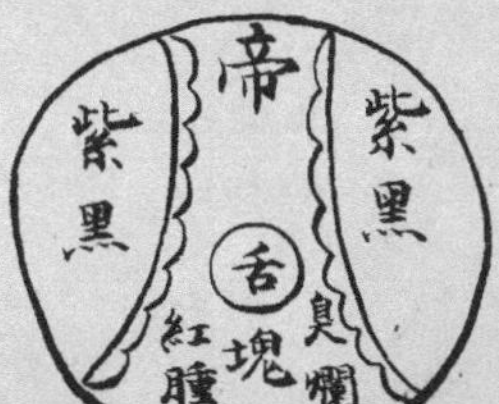

秘方便覽

風乃百病之緣發則為形則疾而盛名為纏舌喉風牙咬不住血不行於經道水不運於腎而發此症診法看病輕重先刺少商之穴左大指●內刈去爪甲如韭叶方可用藥於疾盛用追風散加冰片吹之內服防風通聖散爲頂强紅腫一塊用箍藥敷凡此症丕哥輕現若舌下生塊即死丕哥用藥慎之〃

防風通聖散

防風 川芎 大黄 當归

麻黄 白芍 桔梗 黄芩

甘草 石羔 荊芥 白朮 山梔

引加燈心卅寸食後服

箍藥方

風化硝五分 大黄五分 人中黄煅半

半夏末半 百合五分

白芨五分 芙蓉丁本

上藥共為末半蜜半醋調敷

走馬喉風

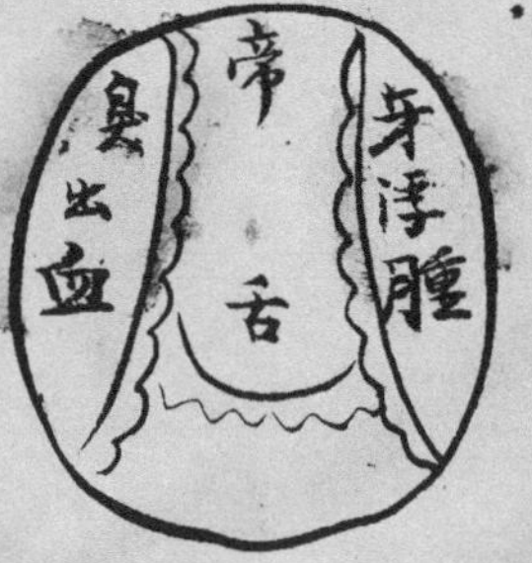

此疾陽明胃火初起宜刺舌下三針若搖頭牙咬不開赤腫不語白牛難治其色粉紅者用人中白加追風散冰雄黃合勻藥吹之如不愈白馬糞取汁用金鑰匙加追風散去其惡痰服千金保壽湯

金鑰匙

川烏　草烏　淮烏各五　射干各五　硝結末每服一分冷水送下

萬年乾散

硼砂中白加黃柏兒茶為末加冰片吹之

千金保壽散

當归　生地　麦冬
白芍　連翹　黃柏
西角　黃連　桔梗
元參　赤芍　花粉
陳皮　黃芩
加灯心廿根把皂五十个食後服

走馬牙疳

急症

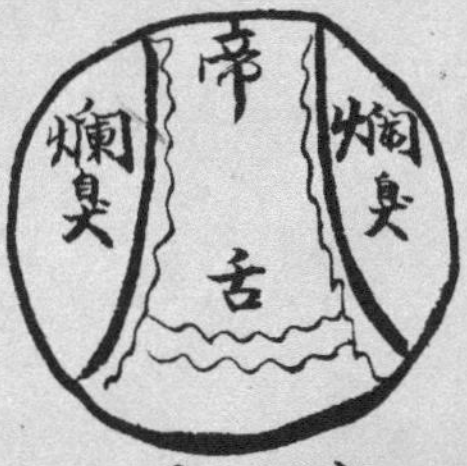

此与前症相異而用藥一理，獨不可用針刺舌腫，即纏喉風也。不腫即走馬牙疳治法：先用野薔薇根搗汁拌以調匀半鍾，入追風散加冰片，但丸匀而嗽之，内服清胃抑火湯；如不愈，前雄黃解毒丸救之。

清胃抑火湯

山梔　赤芍　枳殼　茯苓

黃連　薄荷　甘草　灯心草食後服

連翹　桑皮　前胡　雄黃解毒散

花粉　陳皮　紫菀　追風散俱見前

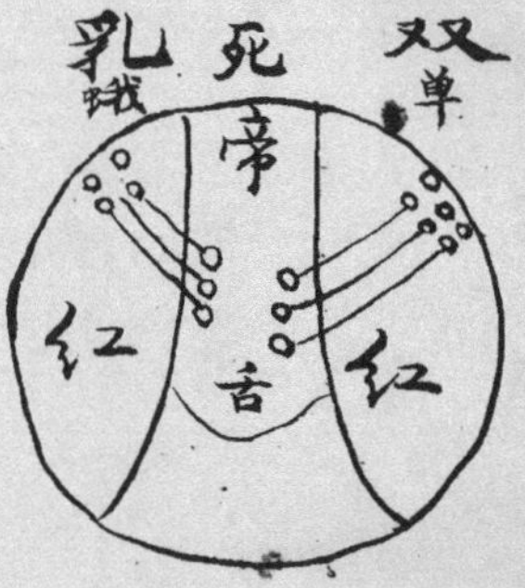

人自成形母鬱胎垢怒氣傷肝皆為死乳蛾也一边有此為单兩边俱有為双根属腎火致有此症若年大者宜針年少者均药吹之上有白点為乳蛾治用生針針去血再药合均吹之內服降火舒腎湯或牛蒡子湯化之

舒腎降火湯

柴胡　黄連　青皮

當归　花粉　山梔

連翹　甘草　桔梗

黄柏　參元　水煎服

牛蒡子湯

白朮　柴胡　青皮　山梔

大力研　桔梗　陳皮　黄連

茯苓　甘草　麥冬　當归

双治乳蛾

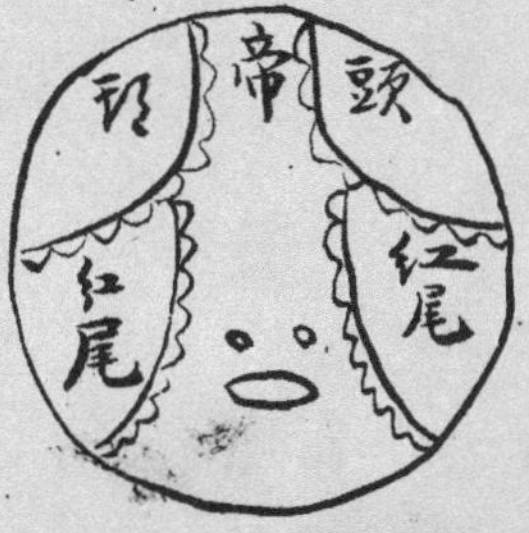

此症生于帝丁一边腫者为单乳蛾难治两边腫者为双乳蛾易治經云相火衝於上耳水不能救五火此腎水易虧相火易動乃痰之根痰乃火之標火性最速發則暴悍壅塞咽喉是双乳蛾也治法刺其頂腫處去血用或吹藥加冰片吹之內服三黃湯化毒而瘳

○三黃湯

黃連　山梔　荅為

黃芩　赤芍　木行

黃柏　甘草　水煎服

吹藥

硼砂　青代

龍骨　没藥

兒茶

共研加冰片吹之

喉痹急症

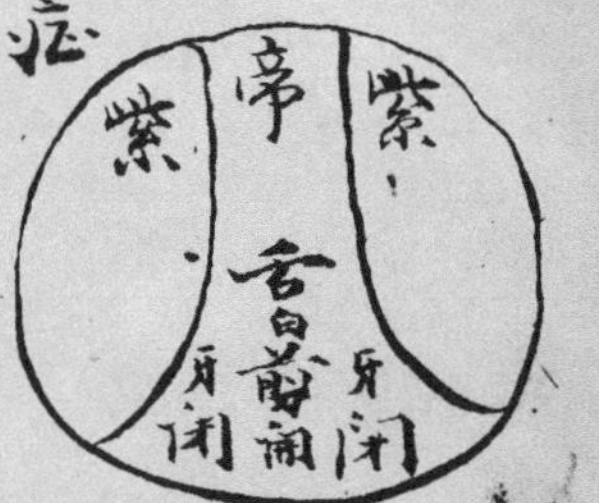

喉痹皆因君相二火風痰壅盛於咽喉牙関不開三焦火盛作法延血為上二火壅塞上下虫則閉住氣盛則腫名為喉痹甚則痰塞其竅不通即死若救云痹甚不仁而外腫不消用針刺之以咸吹散加冰片吹之內服歸連桔梗湯此症伏陰傷寒之症右手稍供用救切勿灸之

歸連桔梗湯

當归　黃連　黃芩
連翹　白芍　桔梗
甘艸　花粉　元參
山梔　薏仁　陳皮
枳壳　荊芥　水煎食遠服

小兒
珍珠毒

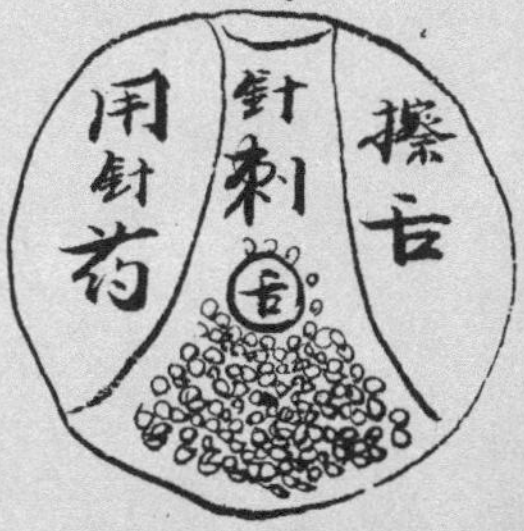

胎內兒母懷孕成形臨產不能自潔因母食辛辣炙煿之味兒得此症毒攻于口內而成珍珠毒破出均药加氷片擦之如胡米疙瘩以針刺之或以吹散加氷片擦之不愈將药搽母乳上使兒食之母再愈食涼膈即愈忌一切並炒炙煿牛肉火標芙服

涼膈散

山梔　薄荷　花粉　連翹　赤芍　枳殼

芙芩　甘草　元參　桔梗　陳皮　水煎服

梅核氣

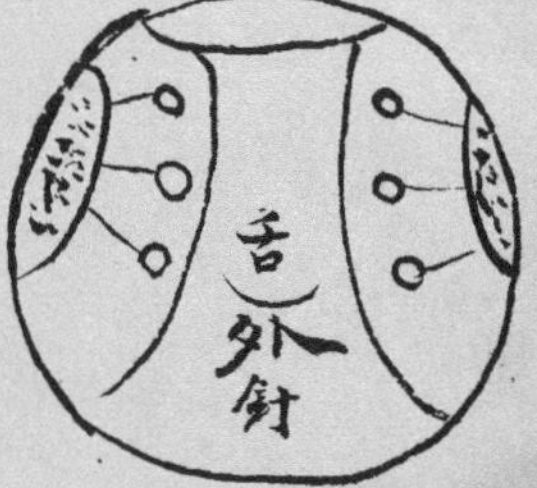

夫梅核若因孚甚或因大肚或因怒氣傷肝肝屬木木生火火

肚然痰甚腎水虧而不能消化也咽嗌氣甚飲食相礙吞不利

名曰梅核氣醫生要看龍巢兩穴二穴有紅疙瘩者如櫻桃相

似即氣胃也針七七四十九針年少針於三穴灸咽喉七壯壯炸相

於喉口內生烟即止內服清氣化痰湯或或吹散加冰片不瘳用二神丹服

清氣化痰湯

枳殼　杏仁　茯苓　香附　白芍

陳皮　烏藥　黃芩　厚朴　甘草

青皮　桔梗　白朮　元參　梔柳

加薑三片煎服

又二神丹

胡桃十三枚 取肉

葶藶十三枚

右二味同搗用火酒一升共入瓶内浸三日徐徐服之

喉痈

瘡

又名结毒

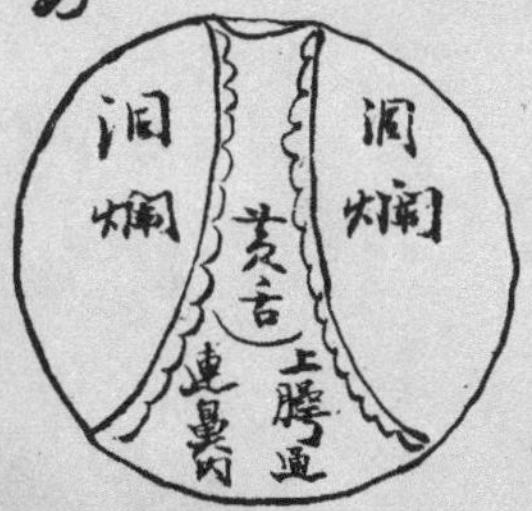

夫喉痈者舌有黃色心火所發色白從怒氣而生粉紅者名為結毒其瘡或生帝丁之前或生帝丁之後或生於上腭窩成其洞兩边生者名归过橋喉痈極难治之醫療之法用八珍散加氷片珍珠硃砂赤石脂吹之内服归連解毒湯加乳没二味研不愈用玉寶丹神效忌一切酒腥發物房事慎之

归連保壽湯

當归 川芎 薄荷 連翹 白薺子

山梔 陳皮 銀花 茯苓 白牽牛

甘草 桔梗 黄芩 五加皮

右藥加薺牛三味炒为末每剂入三皂子卅粒灯心卅根土茯苓四兩河水兩大

碗煎成八分食遠服

八珍散

天灵盖煆羊 乳香 没藥 龍骨各等 真珠 輕粉各等

冰片

右为细末合匀吹之極妙

㹱舌
癰
急症

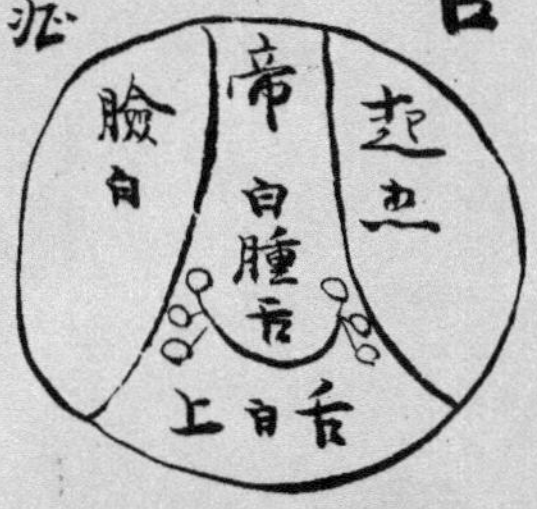

㹱舌癰此受天地厲殺之氣中入臟腑因鬱火而成重則發逞直輕則皮張舌向上向甚之極也或舌左或舌右或腫或否面赤口訣痰涎壅出㹱舌癰也治法去痰為主洗其手足刺針少商二穴亦可治不愈舌下用出字針刺血然後將舌兩邊疙瘩刺破用或成吹散加冰片吹之內服三黄桔梗湯凡遇此症不可苟且旦發夕死唇向上亦难治矣

三黄湯見前

桔梗湯

連翹 山梔 赤芍 甘草 陳皮 白芷
桔梗 川芎 薄荷 防風 元參 归身
如破加黄芩黄連知母銀花天花粉 水煎服

上腭癰

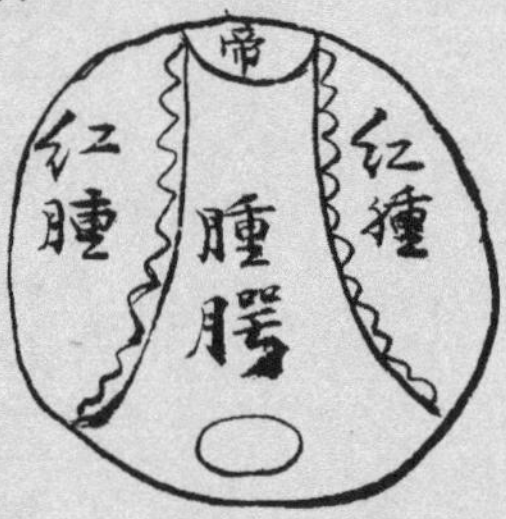

此疾生於上腭浮腫生疾難治不可用針將吹藥和勻吹之不效服三黃至銷匙立愈若腮眼鼻腫不進飲食或鼻內出血膿日久不可治也

小兒舌上珍珠

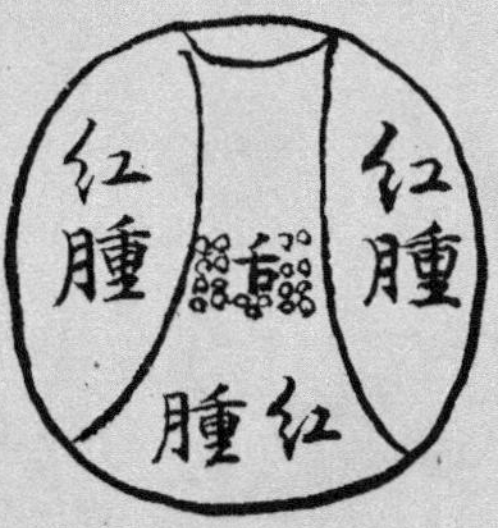

病亦同前用藥一理受病於舌上其症輕重不合於理也小兒自幼約母養育氣血尚未充實因更重食厚味講患毒攻于小兒口内兩味毒生於舌上因母受食辛辣成此症也用成吹散加氷片擦之或搽母乳上令兒食之不愈母再吃三黄湯化之

汗緩
生癰
急症

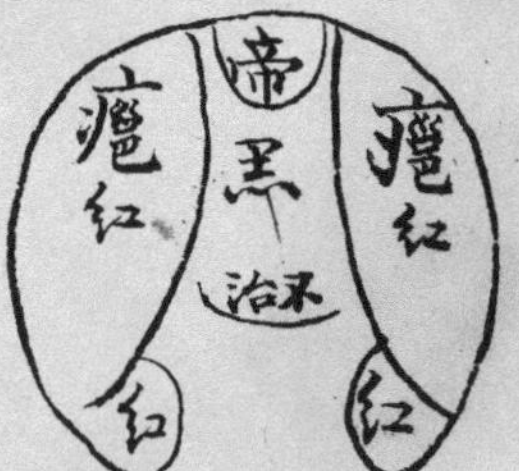

汗出生癰面黑項下腫痛兩腮紅腫宜針少商二穴看病
輕重如項相黑色不治急用溫水洗手足男左女右刺
合谷穴用燈吹散加冰片入追風散吹之內服清咽干葛湯
加牛蒡薑子木仝盞服

清咽干葛湯
元參　柴胡　甘草　厚朴
桔梗　防風　黃芩　生薑
陳皮　白芷　人參

欠舌喉風急症

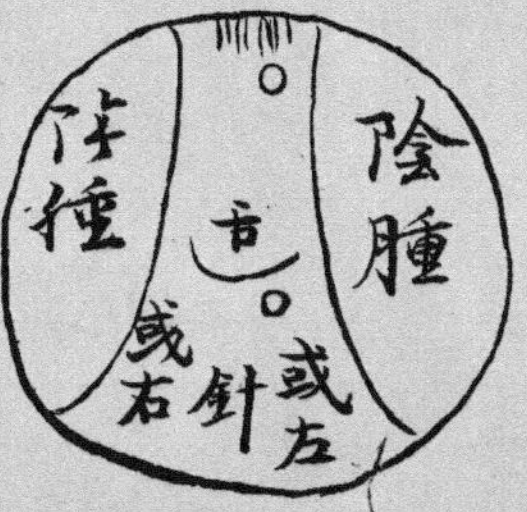

此症因血少虛火易動脾肺積鬱火旺上升叔和云舌强不收心經病發牙關緊閉名為鎖喉風由內舌向上為欠舌喉風此症稍遲則死治療之法針少商二穴或針舌左右多去血用薄荷加入追風散加冰片吹再用疎風抑火湯為病脉朝天而朝地即死也不治也

疎風抑火湯

荊芥　桔梗　花粉　赤芍
半夏　姜蚕　大力子　銀花
羌活　升麻　黄芩
服

舌上紅腫

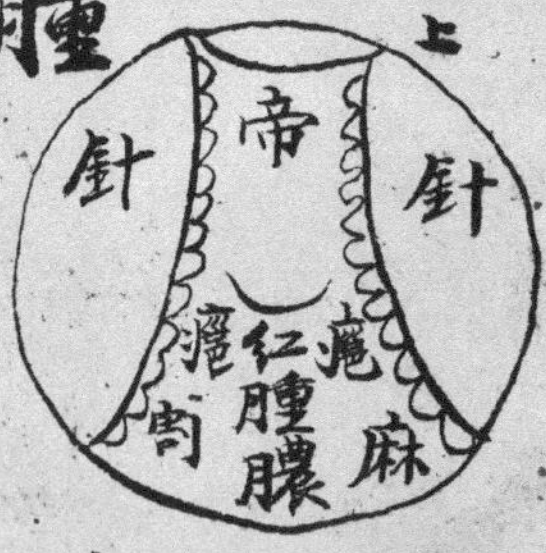

舌上紅腫心經受病生于舌上腎水不周形似櫻桃痛四不痛用針刺四下烙將成吹散加𣏌元明元合而吹之痛用生肌散不愈內服黃連花桔梗湯徐徐服之不愈舌腫不消必定生膿衣字針即出膿也再服千金內托散神效

生肌定痛散

放香 兒茶 冰片

血竭 元丹 赤石脂

乳香 硼砂

沒藥 石羔

千金內托散

人參 川芎 萬仁 黃連

當歸 防風 銀花 麥冬

白芷 桔梗 花粉 水煎服

雙喉癰

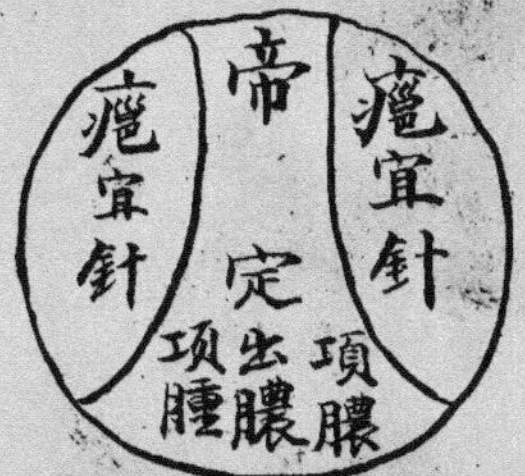

此症年老者宜針去血年少者不宜用針諸瘡之症因火上升發於咽喉屬心蓋病原因四至喉上些而懸癰在喉中者並瘡左右腫者為双喉癰在下者為顯者也識其標本而治其癰因余之症攢藥自消內服三黄湯顯者出不足之症宜吹藥防其耳內口中出膿宜千金消毒湯化之其方見前加茯苓

攢針藥

吹藥

胆礬 二味為末用之

三黄湯見前

舌下蓮花

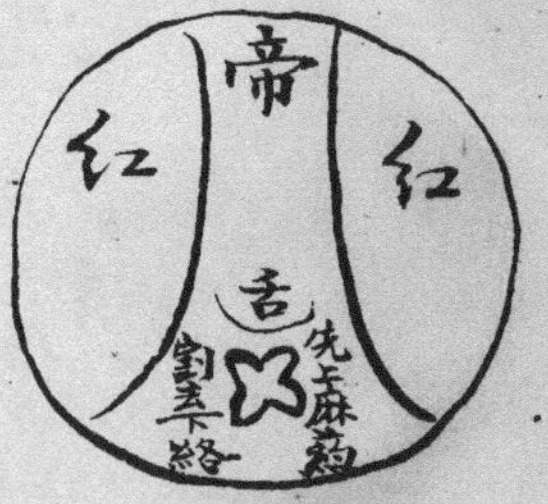

舌下生五逢蓮花異常之症也此症因腎不足心火太旺火氣上升舌腫不言而漸成大病也治法先用麻藥用刀割去血止用烙宜服益金滌痰湯方十劑後方見效

益金滌痰湯

五味　门术　茯苓
麥冬　陳皮
桔梗　白芍　水煎服
知母　甘草

舌下生瘡

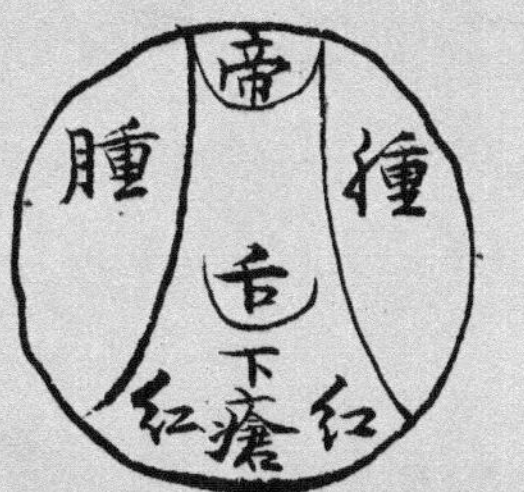

舌下瘡之説曰口乃脾之竅舌乃心之苗皆原于心鬱火太甚腎水不足也素積蓄於內痰氣攻於三焦致氣閉塞不能舒針少商之穴切八分其左右桃花散敷之內服三黄湯化痰

桃花散

赤石脂　天灵蓋　国丹　輕粉　石羔　人中白　冰片　共研末

鬧花疔 急症

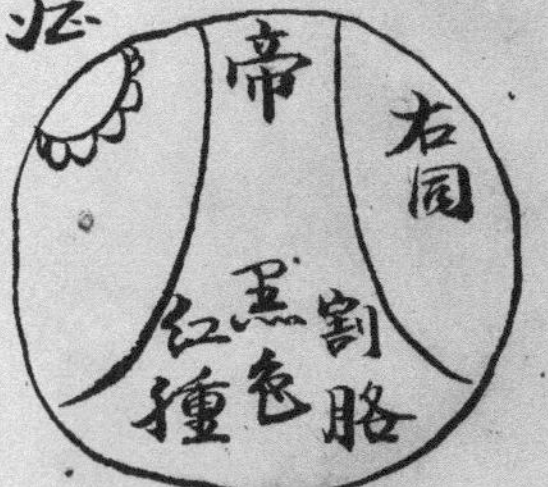

此症世人罕相見生人生此病者一生醫者勿輕視之何故而生此病黑色心腎二經水火枯涸而不能清決不可治也若鬧花疔紅腫尚可治將麻藥吹上割去沒路內服連翹桔梗湯或用吹散加冰片吹之然終難保

連翹桔梗湯

薄荷 黃芩 甘草 厚朴 黃連

連翹 牛蒡子 人參 黃耆 防風

防己 山梔 白芍

水煎加燈心草甘草節二十片淡竹叶廿片忌煎炒姜葱韭蒜辛辣之物

麻藥方

川烏 草烏 細辛 射然

四味方研共研末吹之

用吹散見前

舔氣痰

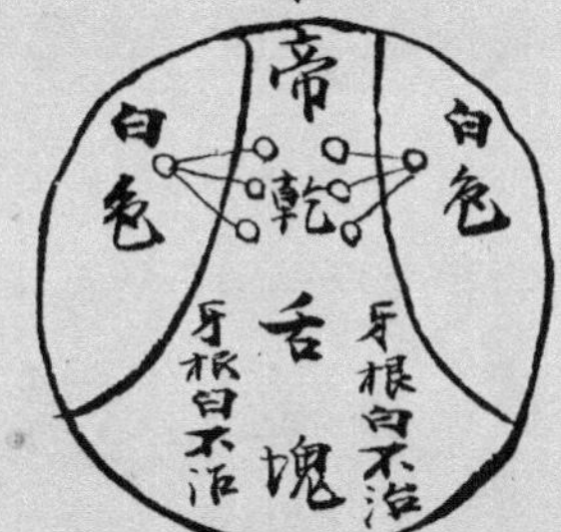

夫人之五世身緣四大所感風寒暑濕氣血痰與邪氣相併于於心肺之病生上挽遍症脉之邪氣散天突穴鎖鳴矣腎虛不能納諸氣以歸元固氣棄於上痰氣昌盛必生舔氣漏氣滋此等生症法內針合厭穴一次攢針所炙七壯候泡為妙宜服清咽化痰湯舌下生塊大便不通董筆不治宜服舒鬱順氣湯急救可也

清咽化痰湯

白朮　半夏　厚朴　薏仁
烏藥　蓬朮　當歸　姜三片
訶子　三棱　杏仁　食遠服
枳殼　甘草　木香

舒鬱順氣湯

茯苓　橘紅　南星　姜三片
厚朴　青皮　薏仁　棗三枚
蘇梗　枳殼　檳榔　水煎服
半夏　砂仁　一知母

兜腮癰

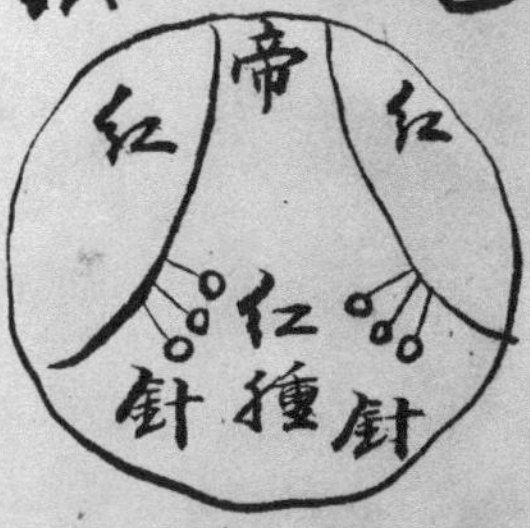

此症年老不宜年少因大計蒸生於耳项红種一寸二三分最初篤疾先用箍药敷之内服清血解毒湯三五日後消出種者多用生針如用火針再服千金内托散化之

赤芍 當归 川芎 防風 桔梗

千金内托散

甘草 陳皮 薏仁 銀花 皂角子

花粉 柴胡 山甲炙

清血解毒湯

黄連 牛蒡 黄芩 桔梗

連翹 防風 甘草 元參

薄荷 陳皮 枳殼 山梔 水煎服

左

陽瘡

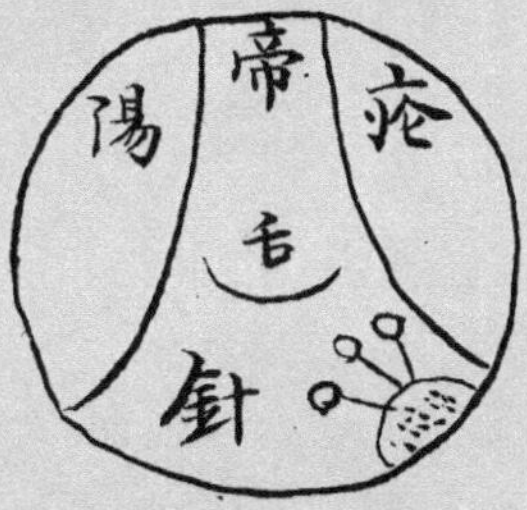

此要疮發於首者，痛而塞，痒而塞，痛痒俱全，切屬心火所發。乃要疮也，結毒項下，久而成膿，用針刺之，將元參芪養榮湯服之。法當用大補之功，榮參先宜，使之病不生。此疮大小，先用粉甘草湯洗之，用八珍散敷之，後以黑膏藥貼之。一日洗三四次，以白膏藥貼上，自癒也。

參耆養榮湯

黃耆　陳皮　甘草　銀花
黃柏　當歸　梔子　茯苓
連翹　白芷　花粉　知母

白膏藥

定粉一兩　輕粉一兩　白日　乳香
沒藥　珍珠　兒茶　血竭各半

右為細末，投入乳草猪油內熬勻搽。

右陰瘡

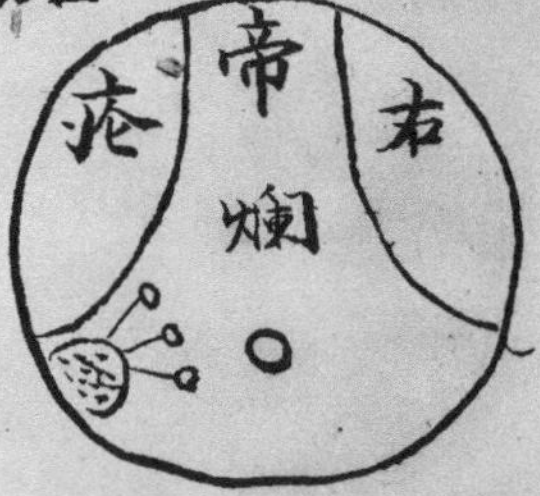

此症与前彷彿不遠此症受病于心經治法分男女男其疏虛陰如此養血氣盛血足此病不生如穿破不收口此宜用八珍散摻上黑膏藥始之凡遇此症調養為主而自愈也

八珍散

天灵盖煅二　龍骨二　石羔二
兒茶二　真珠二　梅片卜
國丹二　輕粉二　共為末

重舌癰

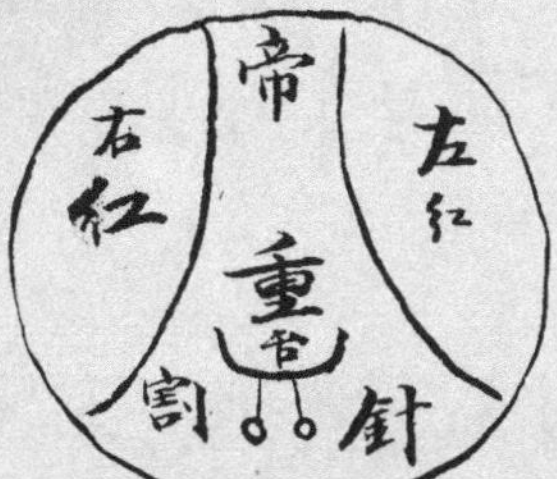

舌下重小舌，心火太甚，名曰点重癰，宜用刀割去血，用吹藥吹之，多加冰片。如有紅絲死皮，刺破去血，吹藥吹之。如不愈，再用成吹散吹之，內服桔梗湯或三黃湯服之。如痛不止，用火針刺折也。

舌癰

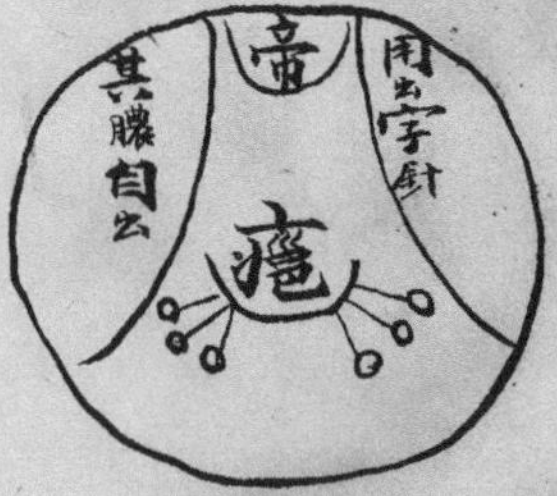

舌癰生心火太甚發于舌强而不動用針刺去血用或吹散多二烏台均药吹之内服三黄湯或生舌左或生舌右受病宜針再刺之内服十八味煎劑四帖而安九再不食用出字針為佳

十八味煎劑

銀花 甘艸 川芎

當归 桔梗 元参 白芷

黄著 陳皮 只壳 荆芥

連翹 黄連 黄柏 赤芍

薄荷 防風

三黄湯見前

木舌

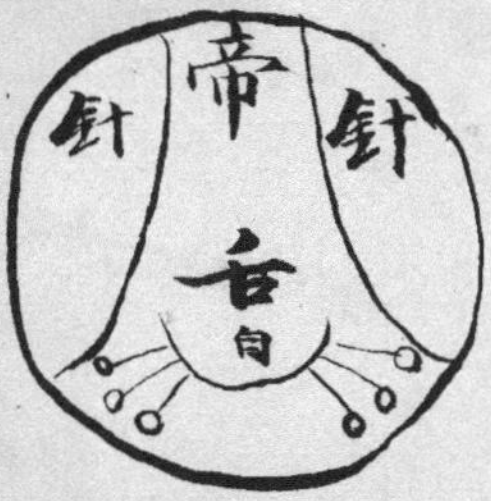

木舌生心血不足鬱火上升故有此症直而不言紅腫不大飲食步進而不知其味此乃木舌是也宜針舌根兩傍去血用我吹藥加冰片吹之内服清胃降火湯徐徐化下餅之

清胃降火湯

黑山梔 黃連 連翹 赤芍

陳皮 只殼 青皮 甘草

前胡 紫蘇 桔梗 赤苓

加灯心廿根水煎服

松子風

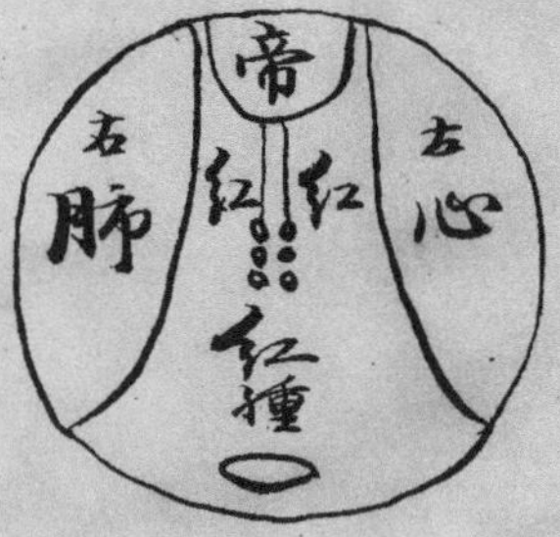

松子風生屬心肺二經發于帝丁或生咽喉左右形如松子或似粟米或變紅黃二色三兩日生濃生疾作痛不必內服三黃湯方不愈亦難治矣

三黃湯方見前

帝中風

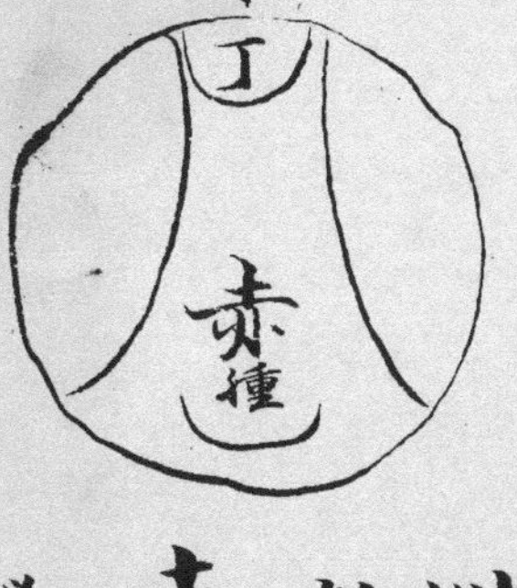

此疾生於帝丁心火所發作痛生痕日後不止不時吐嚥連針少商二穴內服三黃湯方赤爛急宜用藏吹散吹之將再不愈此病不必用藥無難治矣

三黃湯成吹散俱見方

死乳蛾核

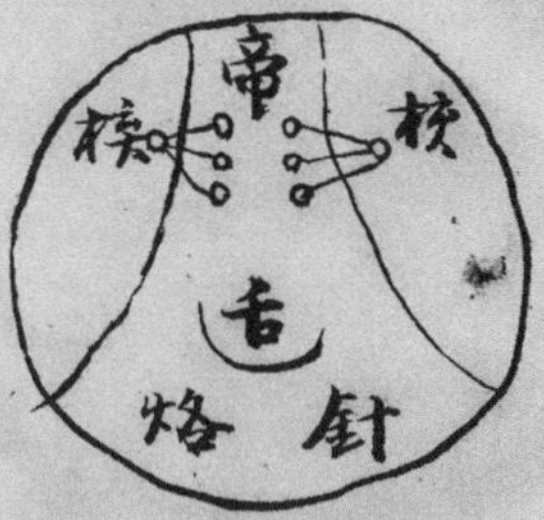

乳蛾核也堅而且硬胃焖寔火滿上焖結痰致生鬱火至急紅白年少宜用生針年大生宜攢針日後硬而消或割下烙用成吹散加氷片吹之內服桔梗湯二十劑以愈

一

二

方是荅

風牙癰

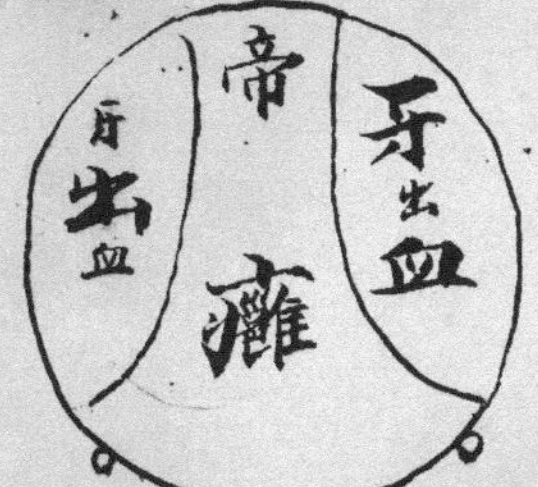

風牙癰係於牙匡上一生小核如瘡毒之形上焦热極而留縫出血咽喉痛其毒或生於外芽大宜用針刺出血以洩風热之毒内服千金内托散并以吹散吹之

千金内托散

以吹散　俱是前

木舌癰

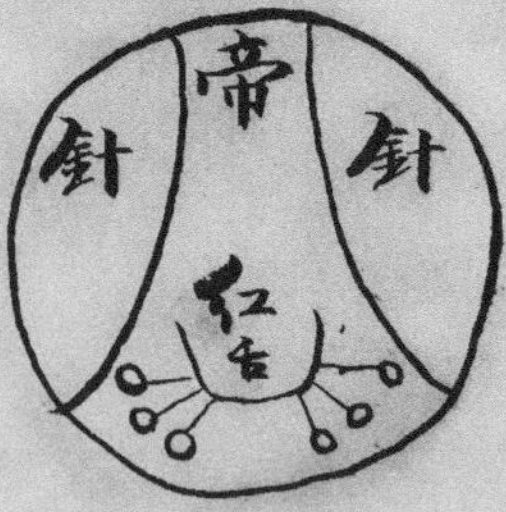

五臟皆有熱原以症論之五臟皆有熱生此症原於心經生於舌上紅腫長大不消或只舌紅腫作血盛熱咽喉不利舌根直强疼痛難言直針舌兩邊以洩毒氣內服三黃湯用成吹散加冰片吹之

二方在藥

懸癰風

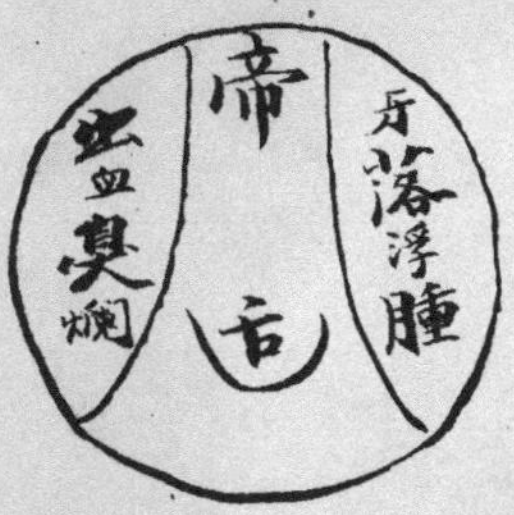

病脾揚胃風熱多延牽引頸搖發熱作痛此脾陽以胃火攻於舌根浮腫作痛久爛出血舌菌尽落死而不治宜服三黄湯用藥吹散加冰片吹之久自愈矣

二方在前

魚鱗風

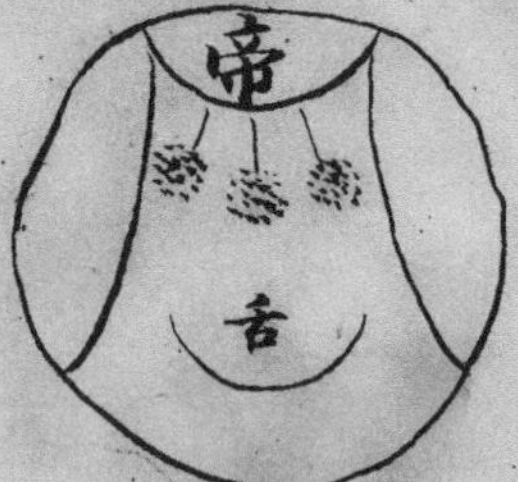

魚鱗風之症因痰閉氣不通或刺種於齒下初生如松子日久變得似魚鱗人生此症輕刺可生重刺難治之法用針刺之內服千金內托散救之十可生一也

千金內托散

人參　川芎　薏仁　麥冬
當歸　防風　黃連　花粉
白芷　桔梗　銀花　甘草
食遠服

咽瘡

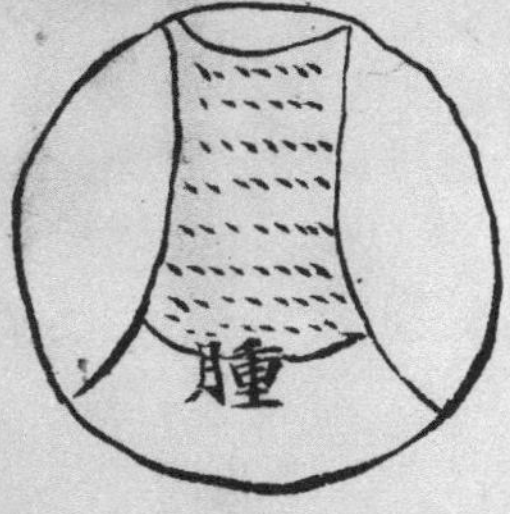

此症疾起於咽喉由是鬱結而生日久不瘳生於喉口紅腫難進飲食吞吐不利形如白色宜針少商二穴用成吹藥加冰片吹之内服清胃降火湯再用金鎖匙即效

金鎖匙

焰硝一兩　片腦五分　姜蠶五分　雄黄一分

共研細末和勻吹患處腫痛不消急針患處再服涼膈散

久喉風

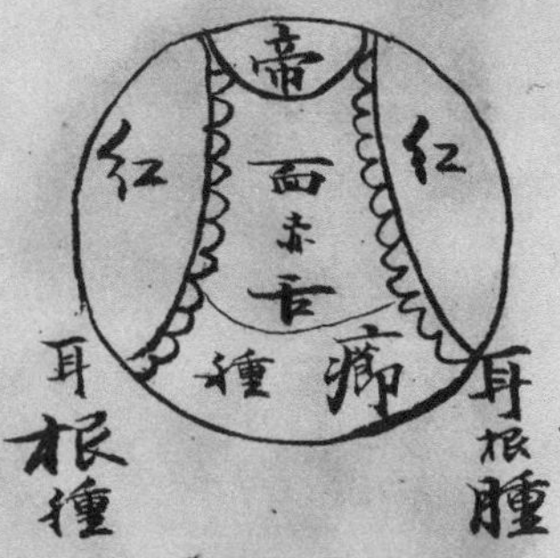

此疾肝經受病發于喉内於癰毒之形赤腫疾痛生於兩耳根紅赤面浮腫不可用針宜服桔梗化毒於醫遲日久元氣血滯潰爛耳聾難治服藥不效

黄白分 濂珠 三分 辰丹 三分 出气 三分
枝炉四金古 三分 铜粉 三分 白硼 三分
制石不石脂 三分 桐油 一分 麻油 二分
犀黄 龟生 麻油 二分 黄大 三分 元气 三分

喉科秘訣

喉科秘訣

《喉科秘訣》不分卷，清抄本，一册。抄者不詳，書中『玄』字避諱不嚴格，或缺筆，或改『元』，亦有不避者。是書高二十三點五厘米，寬十九點二厘米，無版框界行。有封面，無序跋、目録，封面題『喉科秘訣』『悟塵氏雲僊藏』，并有朱色方形鈐章兩枚，從上至下分别爲『臣步卿印』『雲僊』。正文首葉有『中華書局圖書館藏書』朱色方形鈐章一枚。

是書爲喉科專著，共載治方一百二十七首，附圖三十八張。内容首載喉科『祝由科靈符法』兩種，後依次援引清代尤乘《無錫尤氏秘傳喉科真本》、清代鄭梅澗《重樓玉鑰》、明代陳實功《外科正宗・咽喉論》、清代王維德《外科證治全生集》四部書中有關喉科的醫論醫方，書末另附散方七首。其中引《重樓玉鑰》部分未注書名來源，引《外科證治全生集》内容注爲『古吴林屋山人治咽喉口舌牙法』。從内容來看，抄録以擇選方式摘抄部分内容，非具録全本，且《無錫尤氏秘傳喉科真本》《重樓玉鑰》兩部分與傳世諸本差异甚多，次序行文有明顯删改調整，或因所據底本不同而致。而引録《外科正宗・咽喉論》《外科證治全生集》條文與傳世諸本相較，除『鬱』作『瘀』、『明達之士』作『明賢之士』等行文用字稍有差异外，内容基本一致。

書中部分内容有朱筆句讀，亦有朱、墨兩色批注圈改，從字體、行文可知朱、墨批注非同一人，以墨批内容較多。如『三黄散』方有墨筆眉批：『此藥治火症之用則效，如陰寒之症，切不可用，否則受害，慎之。』『喉珠治法』下『櫻桃』墨筆圈改爲『櫻珠』等。亦有朱、墨批注一方，如『專治口喉内結毒方』有『天靈蓋』一味，墨批小字『此物不可用』，方後朱批：『其天靈蓋乃人頭之骨也，將人之至高之骨合藥，預極其神驗，殊非仁人君子之用心也。捨此豈無他藥可治乎?』均表達了弃用此藥之意。書中有『喉口三十六風』頭面圖,病患處以朱筆標識,亦有『正面周身氣針之圖』『頭上氣針之穴圖』兩幅,圖中標注穴位名。

是書『喉口三十六症』缺損兩葉,『單燕口風』『單搭頰風』二症部分内容缺失。如書末所附『小腸氣效方』,名下注『小兒驗之』,藥用大小茴香納絲瓜中,火煉成灰,水調服。此方後載『甲寅七月步紹曾筆』,封面有『臣步卿印』,或爲同一人。是書可作諸書校勘之用。

(張雪丹)

目録

悟塵氏雲儔藏

喉科秘訣

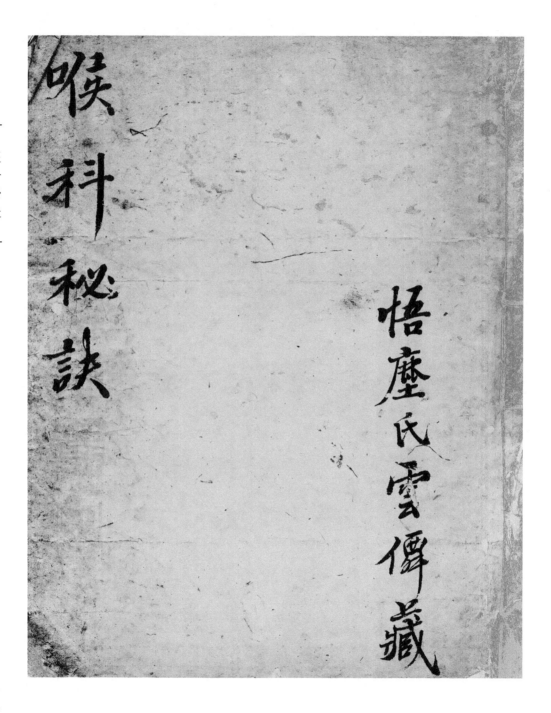

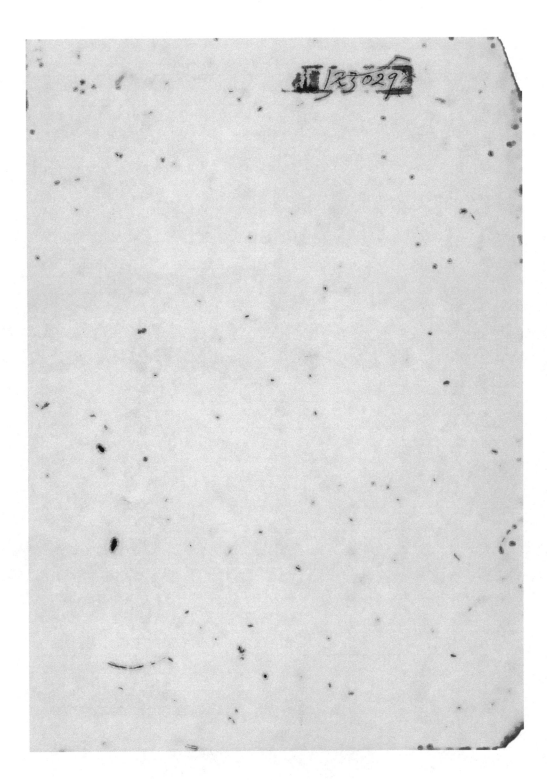

祝由科靈符法　専治疔瘡、吹乳、肉瘤、一切惡名
腫毒，神驗至應。書符念呪之法，附録于左。

此道全憑符呪清，執筆尤存心至誠。
詩曰　熟習不可一些錯，方顯祝由科神靈。

捧筆向太陽取氣，心内存想日光，逼月一旬，時辰
乃是日月行程移影之十日景象，左目書睈，是以
左目空寫，寫之意想，舌寫囬字，以舌就意空寫，寫之睈
字。念筆呪七遍，寫囬字，即取氣一口吹上筆尖，渠硃
畫符于患上，即睈字上加囬字，即以筆左轉而塗
之，塗之一面念天蓬呪一遍，念完筆向外空處一剔

是移患于空處也幸勿向他人影之慎之

消化腫毒靈符神咒即驗奇方

用新筆一枝覆手捧向太陽取氣作用心中存想日光過月一旬時爲用左目書晅字一氣念筆咒七次舌寫囬字取氣一口吹上筆尖然後蘸硃畫符於患處隨用筆尖即在患處向左轉點之着念咒一遍念畢即將筆尖從患處向外空處一影在攝字時如攝去狀未成形者即消已成形者即止痛漸漸化消屢試屢驗不但小兒用此也忌孩兒手拿

筆咒

咒曰唵嚩咱囉嚟嘽唎唆訶

音安 尾 子 拉 金 奴 力 索 合

點着患處念咒

咒曰 天蓬天蓬 任我施行 隨我到此 寫盡人間疾病 寫天天開 寫地地裂 寫山山崩 一寫疔瘡 二寫吹乳 三寫肉瘤並一切無名腫毒不出膿 不出血 自消自滅 吾奉太上老君急急如令升天攝

附

催生神效方

用黄帋寫 語忘 敬遺 二牌位于產婦房中左供語忘右供敬遺二神明口中向產婦默念語忘敬遺二神明臨產呼之不殺人只要念即下生

符式 ⿱雨鐄

凡凶神惡煞䦆著樁果樹木能令氣被扑倒若人物過之陡然作痛或心痛腹痛五更猝痛生災甚或嘔血昏倒不救則死退煞之法雖多不如此法簡便又極靈驗乃祝由科之妙妙法也

凡遇患者用右手駢伸中食二指壓無名指以大指按無名指甲并以大指甲掐小指中節再壓小指掩大指甲上名曰劍訣對患痛處書此⿱雨鐄字此字共弍十八畫口誦二十八宿書一筆誦一宿書畢誦完即愈

廿八宿星名曰

角亢氐房心尾箕斗牛女虛危室壁
奎婁胃昴畢觜參井鬼柳星張翼軫

每一畫誦一宿書誦數遍退煞必愈 靈驗甚應
廣行此法救人德莫大焉 不可輕忽

無錫尤氏秘傳喉科真本

辨症凡例總論

咽喉為人身呼吸飲食之門户，方寸之地，受病危險。其症雖繁，大要摠歸於火。蓋少陰、少陽君相二火。王太僕曰：一陰者，手少陰君火，心主之脉也；一陽者，手少陽相火，三焦之氣也。二脉並络於咽喉。一陰，肝与心也；一陽，胆与三焦，並络於咽喉。故往往為火症之结聚。君火勢緩，熱结而為疼為腫；相火勢速，則腫甚而為痺，痺之甚不通則痰塞而死。故經云：一陰一陽结，為之喉痺。火者痰之本，痰者火之標，故有火則痰在其中，有咽喉則牙舌未免羅於內實火有虛實之火因過食煎炒炙煿蘊熱積毒其症煩渴二便塞閉風痰上壅將發喉痺必先三日胸膈不利脈弦而數宜先去風痰後解熱毒虛火或因飲酒太過或因忿怒或因色慾火痰上攻咽膈干燥必二便如常少陰脈微治宜補虛降火凡用藥總不宜純用寒涼取效目前上熱未除中寒復起毒氣乘虛入腹胸前高腫上喘下泄手足指甲青黑七日以後全不進食口如魚口者死且治喉症最忌發汗悮人不淺或針砭出血即汗之義其寒傷于腎及帝中腫者尤不宜針出血至如內傷虛損喉瘡失音無法可療帝中喉花也即咽內中帝也

○一喉症初發一寒戰即生者發後身涼口不碎又無重舌或二便俱利不可作熱症皆由陰氣虛寒而發至痰不可吊發此痰即身肉之津液也所化與熱症乳蛾雙舌之痰毒腫一處與流注毒而愈者不同若亦流發則精神竭而必變先以藥吹或以水漱之法使喉通即便服藥第一劑發散和解第二劑即施溫補滋養之藥設三四日後再發寒戰或心痛背痛脇痛等症皆屬難治發時牙關緊急舌喉俱脹口碎而臭或重舌及上有黄腐者發後下午再發寒熱二便閉澁即作熱症用石羔敗毒散主之然亦為易愈之症也

內經云驟收脈熱緩收非寒寒是也

漸軟三四日後而寒熱者雖極凶亦不爲害惟有瘡未減而牙関反不緊急唇不腫而紋如將人者不治舌腫滿口者不治色如胡桃如茄子如砂帛者不治或連重發寒熱尤可治也舌以及筋按之至色雪白軟及筋即紫紅色此身肉血已死然口臭者尤或可生尤忌口渴氣急痰多而稠如桃膠者不治一切俱紅腫者亦極惡也面帶紅紫面青帶白神氣少者俱不救不語者死畏雖語者尚有可生之機面色少神喜坐位者亦難治喉瘡爲帝中性命所関舌下紫及筋爲舌繫下通於腎白腫不治傷之即死醫喉瘡者不可不知

一附施論云凡纏喉風及一切喉症者痰太多則肉必虛即如陽症陰寒一般必用人參加肉桂補熱火來方可醫治欲引火而上也唇白不治頭面頸腫青不妨如紅色腫至胸前者不救因毒氣攻心也又痰去太多則精神已竭病雖似好飲食如常不知者以為全愈殊不知頃即發譫語脈細必死如未發譫語用參桂可救氣急不治喉聲如鋸不治病久寒戰身痛不治今日寒戰明日即死唇如核桃肉色不治醫色青不治病久與醫人同坐衣冠若無病者見其唇上有痰如桃膠粘不出一語即刻死唇如硃紅漆色不語者醫至終日即能語先寒熱

而發於極重如寒熱令喉係發者亦重先發喉症而
寒於經雖病勢極重必生此指驟發者而言也

○一又云喉症有生發二端生者多活發於多死生者以漸而
狀發者驟然而發蓋驟者乃周身之病故重漸於指一處
而言也故經此喉症熱烟喉聚之語又云凡塞喉風喉
痹聚毒痰涎稠實而發寒熱關上可治關下難治

○○○辨症細條

○喉痹屬痰屬風屬熱皆因鬱火而兼熱毒乃喉症
之總名、評云、腫甚不仁者為喉痹、乃咽喉之重症、非
總名也、

一乳蛾有单有双有連珠者多因酒色鬱結而生初起一日痛二日紅腫三日有形如細白星發寒戰者過四日過勢定治之四五日可愈其症生於喉旁一边生者為单兩边生者為双白星上下相連又狀如纏袋為連珠单蛾輕（重）双蛾重（行）連珠尤重也

一附施云左屬心右屬肺有採認喉蛾初起有血色一個吐出鮮血後採成窠

一喉菌因憂鬱氣熱氣滞而生婦人多有患之狀如浮萍略高而厚紫色生於喉旁亦難速愈輕則半月重則經月餘要在治者得法患者守戒忌口

一喉痹此因虛火上炎肺經太旺致攻喉間生紅緑如哥窑紋樣又如秋日海棠葉背后紅絲一般患此則飲食阻碍嚥痛雖不喪命亦難速愈如用藥遲延又不守戒忌必生重舌火則喉啞失音而不能救矣

一喉癰此因過食辛辣炙煿厚味醇酒感熱而發屬肺喉間無形狀但紅腫而痛重者亦寒熱頭痛四五日可愈

一䑛舌喉癰肥人感熱性燥者多生此症凡舌下生如小舌樣者為䑛舌如連喉腫痛為喉癰不痛者非癰大抵䑛舌而兼喉癰乘勢而喉閉傷寒後發難治為氣不通無形無色也

䑛音世字誤是舔字音忝

一纏喉風因心噪急而發先兩日心胸膈之氣緊出之氣短促忽然咽喉腫痛手足厥逆頭如發熱結于內腫攣手外且麻且痒喉內紅絲纏緊手指甲白色手心壯熱喉腫而大風痰壅盛如拽鋸之聲是至喉也最為急症初起一日可治若過一日夜後目直視喉中如雷鳴者不治探如灯火近患人口邊即吹滅者不治若喘急額汗危在旦夕又云纏者自顋攣赤色寒熱

一喉刺多因先患勞病重症既久虛火上升榮血已竭至喉上腭有紅點之密之如蚊蟲咬班樣此係危篤將殂慎勿治之以取怨謗

一牙槽風初起先齒痛不已後牙根肉浮腫紫黑色或
出血久則腐爛而臭
一牙漏即前症久而不愈齒縫中出白膿極難調治甚則齒
落如上左邊門牙者不治　以上之症皆屬胃火腎虛
一牙癰一名牙槽風初起有小塊生於牙根肉上或上或下或
肉或外至狀高硬
一牙齩生於齒齩中牙関緊閉此症初起勢盛至夜尤
甚然不難愈不致害命也
一牙蕈屬胃火如豆大或肉或分無定處牙宣止齒縫出
血上屬脾下屬胃實火上攻所致亦有胃虛火動腐爛

牙根以致疾血常常滲漏不已

○一牙菌生於牙根，其狀紫黑色高起，如牙菌狀，係火盛血熱而兼氣滯

○一穿牙疔，先二日牙痛發寒熱，後痛不可忍，牙根上發一塊紫色者是穿牙毒。即前症初起未破者為疔，已破者為毒。其色紅者可治，青者不治

作疔治用蟾酥丸研摻牙內
服蟾酥丸

○一走馬牙疳，或因胎毒，或因痘後，發毒攻齒牙根，腐爛成疳，殺人甚速。鼻梁發紅點如珠者不治，其色似干醬，一日一分，二日則一寸，故名走馬，以喻也。有齒落者落盡而死

○一小兒走馬牙疳及大人胃槽風，俱要防齒落上并門牙左邊

為牙中之王此牙一落頃刻餘齒皆落最重難治若此牙不落

刻别牙雖落治之可生

〇一崩砂疳口風自舌下牙根上腫赤以口肉作臭作渴熱牙根

漸爛亦然脫落為患

〇一連珠疳口風自舌下起小泡初起一個又起一個甚者三五

七九個連珠生起

〇一舌癰癧舌紅而腫大屬心經火盛地角亦紅腫

〇一舌黃舌上腫痛黃色亦屬心火

〇一木舌舌腫大如煑熟豬肝不能轉動又有一種生舌根下

狀如白棗有青紫筋不能轉動又有一種生起不疼堅只

觧速愈初起不疼不發寒熱漸漸腫大初起愈易遲則難痊亦有憂鬱所致

一鵞口 一名雪口初生月内小兒滿口生舌上有白雪如鵞樣故名之至形如腐皮變黄色則為鵞口黒者不治

一馬牙係初生小兒胎内已受熱毒見風即生但看牙根上有白色如脆骨者即是此症初發出胎即打噴嚏含乳在口或吞或吐或吞而不吃其病已深若不急治入腹即死切勿誤作黄胆之類出胎便當看視日日要挑至三四日病即成矣五六日堅硬難治甚有發而復發大約百日外不患此症

一怒瘡生于上腭發紫泡者是也已大紫泡可以針破後用
前治之又一種名怒慎蟲毒風上嗾腫水食不下形腫如鴨
卵雖惡症易治紫舌脹屬心火肉必煩燥悶亂

一舌菌屬心經多因氣鬱而生々舌上或木耳形或如菌
狀色紫紅紫頸瘡胸前紅腫形雖在外而能攻内甚則喉
腫閉出膿面瘡与前症相傚又名獺頰風腮頰腫結牙齦
來々潰腫破大抵屬鬱

一托腮瘡生腮下因過食厚味多飲醇酒熱毒迸結而生蜂
子毒或在臉腮痒燥或在喉間舌下作咽肴色黃如蜂
凶々症

治法凡例

○凡喉症至五日内腫或三日前尚未成膿藥能消散若至五六日患處多成膿縱使穿破後必爛成窠為難愈口爛處須多口麻藥多加龍骨珍珠

○凡傷寒後患連珠蛾及喉閉者不治至症喉項謹碍目睛上視故凡患喉症非係急症一二日未必河即發熱痛必輕緩若至第三日必發寒熱症必加重須通乎大小便通利否則二便利症必減此不過浮遊之火攻於咽喉宜內服消風清熱降火解毒之劑必即愈矣若二便不利乃內有實火非用降火解毒重劑與通利二便之藥

火隨汗而泄痛隨汗而解亦要問至頸痛不痛若痛則

蓋傷寒爲難治之症

〇一施云、凡喉痧俱要頸痛、痛則可治、不痛則難治、此施與

尤之論以不同也　又云、喉痧雖凶甚、若發于外、而不見

死症、本治之必愈、然喉痧、惟纏喉風、及傷寒喉閉、爲

最重難治、

施氏尤氏治喉之名醫也

〇一凡喉痧、必候大便去後、方可望痊、若大便閉結、不可

雖許全愈、凡喉痧初起、大便閉結、宜用大黄之類於

下之、則火降而易痊、若至五六日、久不食而大便閉結

用之立斃、蓋因痛胃虛、元氣已弱、故禁用硝黄、雖

大便閉甚只宜塞導等法此秘法也
○一凡喉症須吹藥四五管方可出痰必出痰二三次可以生
痊至出痰初管藥必用金丹多為妙必直對喉中重
吹之過急提出管恐痰乘藥嘔出故也
○一凡喉症先碎須先用長肉药吹之後用碧丹
○一凡喉症初起二三日用碧丹漸漸多加金丹勢凶
者金丹為君或單用金丹方能吊出頑痰
○一凡喉症連胸紅腫此係肺癰必用塞調藥加百药
煎為要
○一凡喉中無形便紅腫者灯草灰多用

一凡婦人喉症種痛有因經閉致火上升而患者宜服通經散經通而喉症自愈矣

一凡喉症凶者而發腫白亮無光彩脈沉微無力是神氣外洩無陽之症斷不可治若面發紅腫脈洪大有力症雖極重是有元氣火〻氣甚治之易痊

一凡腮口肉腫爛用絲筋縛系綿蘸水經擦患處痛者用藥必痊愈若不知痛者即係死肉多難愈

一凡舌腫脹滿口吐舌在外难以納藥用姜蚕牙皂裹过為極细末等分和勻用少許吹入鼻中牙関自開痰涎自出然後用筋捲綿蘸甘草湯润至唇舌後用四味口疳

藥多加上好氷片频吹自愈

○一凡吹药非惟腫破處要吹並四圍好肉亦要吹之方不延開易愈

○一凡唇上干而难吹药者或用温湯温之方可吹药

○一凡口舌等症吹药後如舌無涎或如干橘囊者不治

○一凡遇口舌腐爛無血出者不治

○一凡口疳用药絲綿輕揩切不可用青布恐傷處受痛

○一凡吹喉内药须用氣和平用使周偏為妙

○一凡舌腫大用生黄柏加氷片敷之若出血用炒黄柏加氷片

○一凡患蠡舌喉癰如大便閉並藥内加之明粉大黄小便不

利煎藥内调六一散服之甚効此秘法也

○一凡用碧石丹看症亟氷片多於甘草將愈甘草多於氷片

○一凡患牙癰牙根紅腫但牙関不閉口能開合若患牙齩則牙根腫脹肉突出関緊閉口不能開先用碧石丹金丹合吹牙根外用黃熟香削成鑿子樣漸漸撥開牙関則牙漸開即將金丹吹患處　如吹喉症欲出痰加皂角末少許

○一凡药貯磁甁須捺實然後塞緊至用時以受撥鬆用過仍前法收之

製藥秘法

一製硝礬、別名玉丹、又名雪霜先用生凡打碎如指頭大入傾銀罐內用桴炭火入爐煅烊以食筯刺入罐底攪之無塊爲度次將上好硝打碎塊投下約十分之三再將白硼砂打碎投下亦十分之三少刻再投入生白凡逐漸投下俟烊盡照前投硼砂少許如是逐漸投完直待鋪於罐口高起如饅頭樣爲止方架於桴炭火燒至干枯然後用潔淨瓦一大片覆罐上一時取於將牛黃少許爲細末用水五六匙和調以匙挑滴丹工將罐仍入火內烘干即取起連罐覆潔淨地工平地上用帋襯罐上再用硫覆之過七日收貯聽用輕鬆無堅紋者雖亦堅實有堅紋即不堪用或作塞閘者用煅時火雖初宜緩火然亦不可太緩恐致丹僵不易溶化後必堅實有堅紋中間及後須用武火又如丹未溶火火即投硼砂必不能速溶以致堅實有堅紋矣罐須煨透不令爆碎傾過銀者不用此丹宜多製預備愈久愈妙

一製百草霜須燒茅草柴者方為百草霜擇其近鍋底者若鍋口邊者俱不用先輕刮去鍋浮面一層取中間一層又不宜重刮着底亦不用

一製黃柏先揀厚者切片用荊芥為君甘草為臣益濃

汁浸片刻候柔軟即取攤尾上慢火炙至金黄色如有焦色者去之再用白蜜漉一次晒干听用

一製梅礬取青梅大而圓嫩而脆者先披下圓蓋留之去核將研白凡搽實在內仍以圓蓋〻上以竹釘竿好过一宿明晨用炭火煅〻至青梅灰燥〻至用至梅內燒過〻凡狌白如膩粉味及平酸收貯磁瓶听用此名雪梅丹

一製人中白取多年溺器一枚用水灌滿置火炉上滚傾出如是五六次去其穢氣然後鹽泥封固火上煅〻半日取起冷定去泥土瓦取溺器內淡紅者收貯听用又置地上出火毒更妙

○一製姜蚕揀取細直腹小者爲雄若粗而肚大者爲雌不可用將牙刷蘸水刷去石灰置瓦上慢火炙至醬色爲度又要折斷中間無絲筋連者佳有筋不用要去頭足

○一製牙皂取堅小而不蛀者瓦上炙至色光明而脆爲度去其兩頭爲細末聽用

○一製灯草灰一名玄丹先揀取白淨者貴不用鋪于淨棹上以清水噴濕候至心内微濕爲度將葉套三三完固不碎兩頭厚三層相積用水濕瓷内以濕紅帋團塞緊一頭即將灯草捺成團塞瓷内以筯抵實撕去火頭此漸塞漸添再用帋塞瓷口入糠炭火中燒之候至烟

绝及管内通红即取出放净磚地上须以水预喷湿地上用碗覆之待冷取出刮去外面套灰及帛灰取灯草灰折開黑色成團者佳

○一製鎗硝揀至明净文理鎗鎗者惟须長白如牙而厚大名為馬牙硝先温湯煎過棉帛挹干仍用帛包好放椒牙筒内五六日取其温氣自然干白如雪或以稻草灰置放炉内以大塊放灰上以水滤過待其凝结盆内撈出置炉過热灰上收干照前帛包放灶上收干備平時未製急用须炒干亦可

尤氏秘傳十寶丹 又名金丹 即吹藥方

蒲黃 四分 馬牙硝 陳 十八分 青果核 七个 菜油炙脆

姜蚕 六分 川連 五分 或半生末 梅礬 半

黃柏 五分 原寸麝 三分 夏月用五分 梅花氷片 三分 夏月用五分

玄丹 三分 即灯艸灰 如症腐爛不用

右藥共為極細末，臨用時方可加氷麝，嵩治一切緊急喉閉及单双乳蛾、婦人喉症、灯草灰多用、多至壹錢亦可。

者

恭栢

尤氏秘傳八寶丹 又名碧右丹 又名口疳藥 即長肉吹藥

嵩治走馬牙疳、喉肉腐爛等症皆治。

[illegible]膽可用去黄垢散血此物貴重猶角不用不效奈何

西牛黄二分　珍珠半裹　琥珀三分
龍骨半煅　孩兒茶半　硃砂三分
氷片三分 夏月用五分　石羔半煅　雪霜半
右藥各為極细末臨用再加珍珠氷片牛黄

○玉液上清丸 即丸藥方

柿霜半　梅片分　牛子炒分
桔梗分　元参分　川連半
黄柏半炒　犀角半　玄丹半
青黛三半飛
右藥各為極细末再用氷片研千餘下用青魚

膽汁少許煉蜜為丸如芡實大後用青黛為衣每服一丸薄荷湯化開送下前朝武宗患喉閉進此一丸立愈

○青子藥

真蘇州薄荷葉 揀去梗淨葉 平 玉丹 不入分 川貝母 八分

灯草灰 即名玄丹 八分 真百草霜 弍分 甘草末 弍分

梅花氷片 三分

右藥各為極細末用蜜調膏青灰色丸遇喉癬喉菌須時時頻噙嚥之若痝重兼服煎劑及用吹藥

外治極效方用異功散少許用膏藥貼之拔出毒氣即起一泡針挑破出毒水內即鬆極至效驗余常用之

○喉痝煎劑主方

牛蒡子　前胡　連翹　炒山梔　花粉

桔梗　元參　薄荷　黄芩　甘草

發寒熱加柴胡、如頭痛加煅石羔、口渴加麦冬知母

飽悶加只殼、欝熱而發加芍藥川貝去心　右加赤芍藥

柴胡　左加黄連犀角　如左右俱兼用之　如腐爛只用

[illegible]至成珍珠散方名已遺為多聚[illegible]同仿佛均可通用

口疳藥不必用金丹　如連胸紅腫即是肺癰

舌疳煎劑主方

山梔仁　川連　木通　連翹　麦冬

犀角　生地　丹皮　赤芍　甘草

如兼口唇必用煅石羔以瀉脾火有欝有痰加川貝

便閉加硝黃只殼引用灯心凡病後忌用寒涼恐防
火体也

牙疮煎劑主方

齒乃腎之標骨之餘足陽明胃經之
脉貫絡于齒上牙根手陽明大腸之脉貫絡于齒下牙根屬
腎熱有風寒亦有腎虛

元參　丹參　生地　知母　甘草梢
山梔仁　黄柏　地骨皮　車前子　白芍药

如熱甚加石羔為君炒黑升麻為佐有風加荊芥穗
虛加大熟地枸杞子去山梔仁如欲解毒加黄連連翹
若穿牙疔毒灼酒腫解毒之药必不可少加紫花地

丁甘菊花　牙疔即針挑破用蟾酥条插入即愈

○三黄散　治陽毒火症如陰寒之症不可用

生大黄君○生蒲黄臣○姜黄佐○冰片使○

右為細末用芭蕉根汁敷患處或用扁柏葉搗汁和調搽亦可

或用生大黄錢　生蒲黄分　姜黄錢　冰片五厘

麝香三厘　白蜜調敷如蔥汁二三匙或芭蕉根汁或扁柏葉汁和白蜜如前法調敷此藥常治頸瘡面瘡如腫硬不消因氣滯血凝或痰塊結而不散則兼陰症即用姜蔥汁為要此可治小

此藥治火症之用則效如陰寒之症切不可用否則受害慎之

兒丹毒 治小兒赤遊丹大效用芭蕉根擣汁調搽效驗如神 或用染布靛青水亦可如無芭蕉根時

○珍珠散 即口瘡藥

龍骨 半煅　珍珠 半　孩兒茶 五分　乳香 五分去油

沒藥 五分去油　降真節 半忌鐵　冰片 三分五厘

象皮 五分炙　硃砂 五分　烏賊骨 半去殼

右藥為細末將新棉花如指頭大搽成團醮水再搽

〻痛醮患處以帛拭（代）之拂動一二次即止 揩必要用棉花

○又煎方

生地 半　丹皮 半　山梔仁 半　荊芥 八分　白芍 半

歸身 半　知母 半　赤苓 八分　石蓮 半炒　麥冬 錢

如小便赤澁加木通，大便閉加元明粉，水煎食後服。若牙根腐爛，用長肉藥吹之，先本宜服凉血清胃之劑，外用珍珠散，此指實火而言也。若胃虛火動，腐爛牙根，外用長肉藥（即珀石丹），内服扶脾清火之劑，此虛火實火治各不同。

用藥凡例

一治單双蛾、連珠蛾，用珀石丹五分、金丹二分，後用金丹弎分、珀石丹三分，全吹出痰，益服煎劑，左加黄連、犀角，右加赤芍、柴胡，双蛾則益用之，大便不通加枳壳、元明粉，候大便出則症自愈。如至三日看喉内但紅腫而無白星，即喉癰症。

一治喉癰，珀石丹（君）加金丹少許，内服膏子藥及煎劑自愈。

一治喉癬用碧丹頻吹青子药不时噙咽再服煎剂内加土貝母下气須治真忧思憤怒除　忌食鸡鱼蝦蟹羊鵝猪首肝腸黄瓜茄子及一切辛辣炙煎等物動風火之物一月可愈

一治喉菌初起用碧丹五分金丹二分後用金丹二分碧丹三分和吹亦須頻咽青子药並服煎剂不可間斷令自痊

一治蓮舌喉瘡煎藥用犀角地黄湯加减至蓮舌用金丹吹至舌根及舌下兩旁時刻不可間斷方能速愈喉内用碧丹十金丹一亦須頻吹

一治纏喉風最為急症初起时即用金碧二丹頻吹内服煎剂可救稍遲不治药内須加牛黄

一治鎖喉風用土牛膝根搗汁服時仰面滴在鼻中至喉即好男左女右

一治牙槽風用口疳藥加牛黄倍珍珠琥珀兒茶頻服煎劑初治五日紫色退至白色再治五日可長肉再遍五日方可生痊若成牙漏齒縫出白膿極難調治須戒淫色忌食一切毒物辛辣炙煿肉服滋陰降火之劑仍用藥頻吹耐心治之方可漸瘥

一治牙癰即用口疳藥吹之自愈

一治牙縫先用金丹後用口疳藥多加黃蘗冰片並藥內多加石羔連翹

一治牙齩先用金碧二丹吹至牙根仍用黄熟香法牙關再進金丹吹玉牙齩腫塊自然消退

一治牙宣內服抉脾清火之剂仍用珍珠散止之

一治牙菌用口疳药吹之並服煎剂

一治穿牙疔毒用金丹畧加碧丹吹內服凉血解毒降火之剂已破用口疳药加牛黄倍珍珠或兒茶內服煎剂

一治牙癰用金碧二丹各半吹在舌根煎剂加黄連山梔犀角

一治木舌重舌初起用金碧二丹後單用金丹吹之煎剂雖凶不害性命

○一治紫舌脹單用珀石丹内服犀角地黄湯加減一二日可痊

○一治上腭癰銀针挑破用口疳药吹珀石丹亦可

○一治頸癰面癰托腮癰等症防内攻須用碧石丹吹並服煎

劑急用三黄散敷

○一治小児走馬疳初生胎毒等症及大人糜口疳重者俱用

口疳药加牛黄珍珠看輕重加減無不効驗

○一治小児雪口先用絲綿捲箸上蘸水攪去白腐用口疳药頻

吹頻攪自愈内服犀角汁或犀角解毒丸

○犀角解毒丸

元参五分　牛蒡子錢　犀角木鎊　青黛二錢

桔梗五分 朴硝二分 生地二分 甘草二分
赤苓二分 連翹五分
右共爲末煉蜜爲丸如龍眼大每服一丸薄荷湯
下並鷲蚪用硃砂爲衣連翹治小兒諸瘡丹毒及
痧痘後餘毒
○一治小兒馬牙先用青布温水攪舌肉以竹筋撥開牙関
將銀簪柄淺淺挑出血攪用口痛藥吹之立愈即不吹亦
不妨
○一治口喉肉結毒方
薄荷一分 兒茶八分 珍珠一分 硃砂一分 甘草二分

牛黃三分　宜加天靈蓋未必可也　煅干　此物不可用

共為細末吹之如廣瘡結毒用上好膩粉少許先搽

用輕粉不用膩粉

夫天靈蓋乃人頭之骨也將人之至高之骨合前藥搽者神驗殊非仁人君子之用心也舍此不置之他藥可治乎

附冰黃散通用禁方

冰片三分　人中白二錢　蒲黃二錢　黃柏二錢

甘草五分　青黛五分　硼砂五分　薄荷三分

川連三分　朴硝五分　枯礬五分

右各為細末內吹分數俱可，亦治丹毒。

秘傳十寶丹　口喉通用

蘇薄荷二錢　粉甘草五分　孩兒茶五分　梅雪丹五分

梅花片四分 真牛黄一分 滴乳香四分去油 真血竭二分
大珠珍五分 真琥珀三分 珍珠琥珀另研極细方可加入 輕症不必用牛黄
右藥共為極细末冰片另研后摻丹出涎甚捷前
各藥方内俱可加入余于單用此真秘方也

○沈慕候常用方

雞内金　蘇薄荷　蒲黄　赤金灯子
香白芷　飛青黛　冰片　鹿角灰
甘草　各等晒干忌火焙
其薄荷甘草須细研半日為右九味共為末
吹之治一切喉症牙症舌症日期列后

牙齩七日愈 舌根癨五日愈 重舌七日愈 喉菌十一日愈

喉蛾三四日愈 消腫用金玉二丹 碎用碧石丹 以上即

世傳黄藥 白藥 青藥是也

以上皆尤氏方傳也

○○附録喉症諸方以備參考

纏喉風閉喉風及乳蛾喉癰重舌木舌等症

○神効吹喉散 治一切咽喉等症 此方與[illegible]同

川連 硼砂 薄荷 姜蚕 青黛

火硝 朴硝 白丸 以上八味各五錢

各為細末和勻於臘月初一日取雄猪胆七八個倒

出胆汁碗盛汁拌勻為末复入胆皮内以線

明礬半和入藥

[illegible]吹喉散[illegible]

[illegible]青黛朴硝加[illegible]

紮胆口外用青缸等色將地掘一孔闊深一尺

用竹竿懸空橫吊上離地二寸上用板鋪蓋將

泥窖蓋候至立春日取出掛風處陰干去胆

皮青等研瓶窖收每藥壹兩加冰片三分

同碾極細吹患上神効　○邵真人方歌曰

此法端的通神聖　萬兩黃金方不傳

○金鎖匙　治喉閉纏喉風痰涎壅塞口禁不開

湯水不下用之神効

焰硝兩半　硼砂半兩　雄黃二錢　冰片一字（即炙分 末）

白姜蚕二錢　各研細末和勻吹患處痰涎即

出血痰出後腫仍不消急針患処去悪血内服藥剤為妙 [illegible]

○治喉烏龍散

[illegible] 同 訣曰 [illegible]

歌日 十八咽喉各有名 原来總是一根因 児孫代々宜珍惜 誓不輕傳与世人

用猪牙皂角七条去皮弦為粗末水一中盞五分入人乳三匙冷服少時非吐即瀉治咽喉腫痛痰涎壅塞喉風喉癰乳蛾等症並効性纏喉風牙関緊閉者不可与治恐痰上出而口不開壅塞無路而出故也除此皆効又久痛咽痛者亦忌用之

○治喉蛾秘方　或二三日或四五日喉中閉脹湯水不
下者用此立刻立愈
用大管葱一根搗爛蜜調敷患處即用土牛膝
根三四兩取汁半中又用米醋半鐘和勻灌入喉中
隨去葱蜜之葱用土牛膝渣敷之頃吐毒痰即愈

○治喉奪命丹　專治纏喉風紫舌脹雙單乳蛾喉
閉及吞針刺魚刺腫痛
海螵蛸　白茯苓　蠶宮僵　白姜蚕
貫衆　甘草各五錢　各為細末麪糊為丸如彈
子大蛤粉為衣每用一丸新汲水半盞浸藥片時

苦水细々呷々，如未愈再進一丸自愈。

○又方　取鳳仙花子連根搗碎汁吞下極効（不可近牙）

○治喉痺双单乳蛾方（此亦外治方）

鳳尾草　蝦蟆衣（即車前草）　搗爛入鹽霜梅肉，加酒少許同煮，用布絞汁，鵝毛刷患處，隨手痰出即消。

○皇甫氏祖傳經驗秘方　治喉痺捷効

馬蘭菊　蝦蟆衣　五爪龍草

右以三味搗爛絞汁，徐々呷々立効。

○又方　蛇床子入有嘴瓶中燒令，々病者口含嘴上吸烟入喉中

立愈

治緊喉閉双單乳蛾吹藥吐涎狀死回生

真麝香　明雄黃五分　去油巴豆肥者七粒

西牛黃五厘　右共為細末和勻吹患處吐涎不可嚥下即愈

治單双乳蛾方　舌硬喝水不下生白刺其症危急

用之用雞肫皮不見水內黃皮拭去污取陰陽

瓦焙干為末加真冰片少許和勻再將冰片打

稀糊為丸如黃豆大用蜜水噙舌運進二三丸痰

出來手攪去即愈

治重舌木舌紫舌方　凡大人小兒皆由心火結成此症、

夏氏秘驗方用川連木通根壳甘草五味子二錢

又方川連灶心土木通遠志各等分並犀角磨水和藥服之外用朴硝紫雪白盐各五分研末用竹瀝調敷即愈

川連 炒梔 荊芥 連翹 黄芩各一錢五分 木通
牛蒡子 薄荷 甘草五分 上八味加灯心引水煎服

治舌腫滿口方 單用蒲黄末掺之愈
吳江方青浦縣徐氏經驗抄本

鎖匙散 治纏喉風㿗結于喉腫遶于外且麻
且痒也用芒硝牛鼻繩去鼻邊者取一尺燒灰吹之
甚効 李時珍方

又方 用萬年青根取切碎打爛絞汁灌下倘口閉
牙關撬開灌下如不吐再用髮梢進喉間卽

治單雙蛾方 單蛾者其形圓于如筋頭生于喉關上或

用杜牛膝根搗汁和好醋嚥下立破此方極妥極效

左或右雙蛾則兩邊俱生也若生于咽下難治之症

取壁錢即喜蛛窠用患人腦後髮一根纏定喜蛛窠將銀簪刺在灯上燒之存性為末吹喉立効各部俱載此窠取墻上假者如要安在板壁上假者不用即名花喜蛛

〇治骨硬仙方　歌曰　栗內之衣燒灰吹之即出神方也

縮砂草果威靈仙　清水砂糖共服煎

接連服下二三碗　諸般骨硬化為涎

没有物方

〇治喉長症口涎出水漿不入方

玄精石等　西黄　硃砂　冰腦各二分

共為細末和匀以針刺舌上去血苦湯漱搽末嚥津

効驗如神 出聖惠方

○百靈丸 專治喉中結塊不通水食者

真百草霜蜜和丸如芡實大水化一丸甚者不過二丸

灌下即愈

○喉癬秘方

取臘黄牛屎以新瓦洗淨盛屎周圍文武

火燒烟盡存性研末吹患處徐徐吸入自愈

○治咽喉懸癰方 舌腫塞痛

五棓子 白姜蚕 甘草 以上三味各等分爲末

以白梅去核搗丸如彈子大噙嚥其癰自破 外科秘寶方

加味甘桔湯　統治咽喉，最為平善　見醫學心悟

炙甘草三錢　桔梗二錢　荊芥二錢　牛蒡子炒，二錢

貝母去心，二錢　薄荷三分　水煎服

若因熱甚或飲食到口即吐，加黃連。若口渴

唇焦舌燥，便閉溺赤，更加黃柏、黃芩、山梔子、黃連

若因腫痛，加金銀花五錢

外治方異功散

用膏藥上貼少

許，貼於痛處，

少刻起一泡，

以針挑破，放

出毒水，喉閉

即鬆，此仍治

仙方，百發百

中，真神奇

也，余常用之

一方加冰片少許

喉中乳蛾秘方

用人指甲瓦上炙枯為末，用吹患處即

蛾破膿血立愈，出膿後須服等藥

或服加味甘桔湯，並覓平善穩妥

○咽喉總論

夫咽喉者生於肺胃之上咽者嚥也主通利水谷故為胃之系乃胃氣之通道也此一尺六寸重十兩喉者空虛主於氣息呼吸出入所為肺之系乃肺氣之通道也凡九節此一尺六寸重十二兩故咽喉雖並行其實異同也然人之一身惟咽喉之地最為關要一氣之流以通于上下五臟六腑呼吸之經若臟腑充實肺胃平和則體安身泰一有風邪熱毒積蓄於內傳在經絡通在三焦氣血沾滯不得舒暢故令咽喉諸症種種而發果非是症隨治則風痰愈盛熱毒日深漸至咽喉關緊鎖水漿不通數日而不救害人命也大抵風之為患

好攻之而化痰者以三焦肺胃内関咽喉為第一也

諸風秘論

喉風諸症人見之輙曰當投涼劑或用針刀出血豈知雖用涼藥与悞用針刀皆能殺人哉惟在辨症真確先治後調理百發百中有可吐者有可下者可發散者可洗可漱者若識症未真之時不可輕息如雙蛾單蛾垂舌木舌重腭雙纏喉單纏喉爆骨摟牙生舌蓮花諸症乃是惡症善症則易治雙松子單松子雙燕口單燕口魚鱗魚口斗底帝中落架穿頷諸症此是善症惡症則難治之合架角架粟房瘰癧掩頸雙搭頰單搭頰内外摟牙乘枕螺嘴

懸瘨魚腮咽瘡牙癰义喉边外頸疔奪食肥株子缠風
如是善症之疾但要認得症真随轻重治之不可悮服凉药
悮用针刀俱要遍一对症先用药降气然後下药方可日宜
此等症務在依方進药未可速于求安则轻者一七重者二
七方可取効即信心诸药但须仔细详察大凡用药自内
攻出为上策取疾攻之为中策泥为下策热重者合去因热
用热取病归之進药数服探之風热攻之不下若不如是则
病入胃膈间传於心肺中辄变他症是醫家之罪也切
宜用心详審慎勿轻忽焉

辯色論

此論端辯病人面色訣

色青者病屬肝合散血　色黄者病属脾宜消食

色赤者病属心合散血　色白者病属肺宜順氣

色黑者病属腎宜滋補

以上五色先治病症然後调理本經

壞症須知訣

喉因生風莫待遲　胸中氣急主傾危　更加心悩如刀刺

妻子親朋空別離　大小便中加秘結　病人魂魄去如飛

此是醫家真妙訣　敢言生死报君知

病人直眼口開時　氣出無收手散垂

若是此刑宜先退　休贪财帛自狐疑
翻唇鱼口慢针时　不日黄泉路上驰
此症已成为恶疾　庸医遇见也难医

喉口三十六症名目

斗底风、又喉风、咽疮风、鱼鳞风、双松子风
单松子风　帝中风　双蛾风　单蛾风　双燕口风
单燕口风　重腭风　木舌风　重舌风　坐舌莲
花风　合架风　角架风　爆骨搜牙风
牙痈风　悬痈风　夺食风　鱼口风　騾嘴风
鱼腮风　双搭颊风　单搭颊风　落架风　栗房风

瘰癧風　穿領風　肥株子風　捺頸風　双纏喉風

单纏喉風　边豹耳風　乘枕風

喉口三十六風用前圖形要訣詳註於後

○斗底風

此症無論男婦腰下生疾初時过得水者可治先用角

前入摩風膏少許井水調嗆取痰次開[用]風路針三用冰

硼散四用紫地湯如痛極緊急過水不得遍身作痛氣

急眠卧不得游[腫]腫下行胸前赤腫如吐痰後不過者百

無一治

斗底風圖

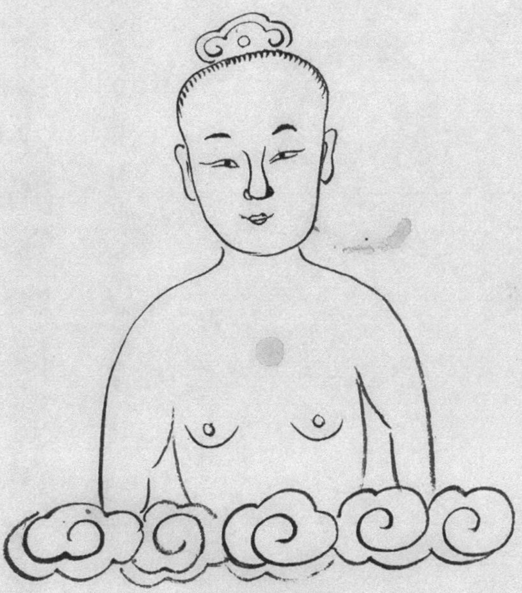

此症出初起、吞嚥不下，但胸前红腫，漸至結喉，一時難安，要用破皮針，針胸前毒筋邊立效。凡有此症，胸前便見毒筋。

斗底風吉凶歌訣

欲識人沾斗底風，十分红腫在心中。
更加痰在咽喉内，重藥無功命必終。

又喉風

此症乃論男婦初起喉間生疾來極爲緊急之症初起咽喉作緊風痰上湧多有綿涎内緊外浮不能飲食漸則咽喉緊閉如叉叉住即是鎖喉急症若一二日不知醫來多攻頚命宜先用冰硼散開竅次用風流針針用角葯和摩風膏井水調噙取痰並用角葯調敷敷頸外浮腫處四周紫地陽如病勢已急不能開關來不治

又喉風圖

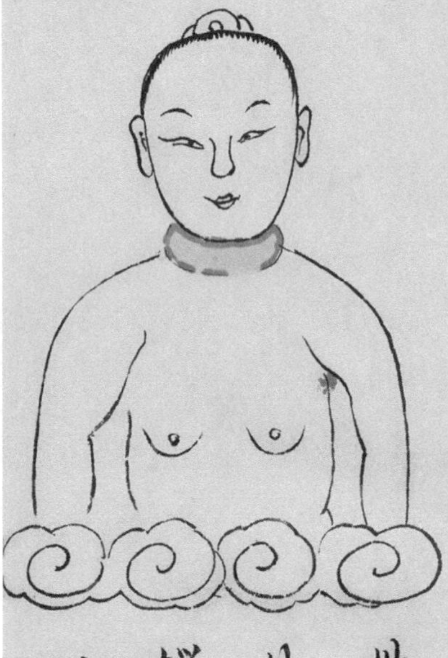

此病初起喉関作緊漸次内外皆腫外亦浮大咽喉関漸鎖其患最速宜急治之遲則不救矣

此症亦名鎖喉風又曰喉閉

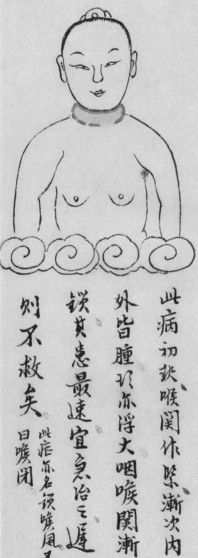

○又喉風吉凶歌訣

又喉之症最為殃　遲了三時命不長
但敢龍依方法治　管教依舊進茶湯

○咽瘡風

此症無論男婦咽喉生疾有時口生瘡或黃或紅或白先用角藥次開風路針三用紫地散四用冰硼散即効

此證病生在咽喉間初起紅黃白漸變黑色日久咽喉成瘡不能吞嚥惟風熱成症者可以治之若內傷咳嗽而發此證者萬無一治

咽瘡風圖

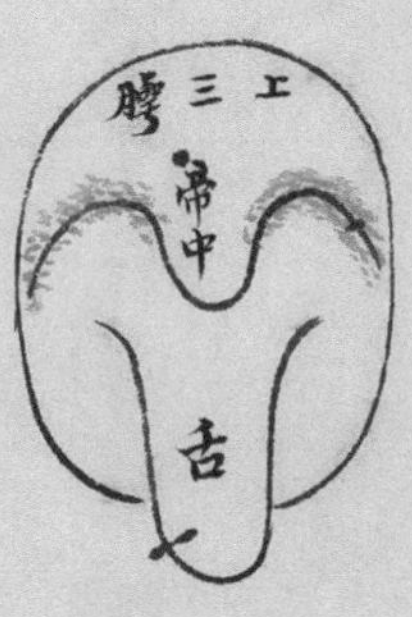

咽瘡風吉凶歌訣

咽喉此症不為良　黄烸之時
作禍殃角藥頻施無退步
必然一變嘆黃梁

魚鱗風

此症無論男婦生在帝中之上朝下即松子風相似但
微腫處起白點日久白点成鱗其鱗向下者是先用
角藥入摩風膏次用冰硼散三用開風散針四用紫
地湯並用開関散此症極險难治日久將烸靈藥不能救

此症初起未成鳞者尚可救治若至成鳞则饮食到喉即
刺喉出為此三症若因傷咳嗽而成此症第[illegible]一治

魚鳞風圖

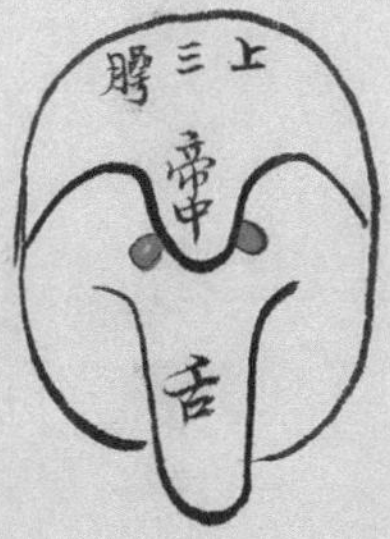

魚鳞風吉凶歌訣

喉間忽尔患魚鳞，多有醫人
不識真。識得真時求愈易，只因
針前要施頻。

〇菱松子風

此症無論男婦，喉下初生此疾，或黄红紫如粟谷大，逐时
脹大起鳞，有似松子一樣，狀如绿豆大，平鳞向上者是。若

玉黄皮裹住并到蓬子大便不治矣先用紫地散银锁
匙開関散次用開風路針三用品雪丹四用角药加
摩風膏井水調噙取痰此症險而難治之与鱼鳞風
同

此證生於帝中下边兩边红腫是為双松子若二三日外
转黄紫色就恐狀鳞此之不可用刀

双松子風吉凶歌诀
松子風生喉腭中過时脹大
狀鳞红黑言善症难痊治徒
即金时随即功

双松子風圖

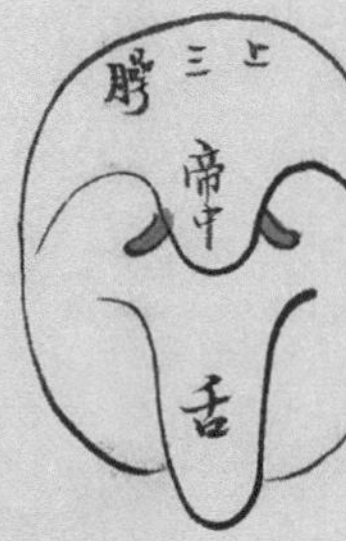

○單松子風

此症無論男婦喉腭一边生者爲單松子治与雙松子法同

此病生在左牙床心火宜清心散血生在右牙床肺宜疎風順氣切不可用刀慎之

單松子風

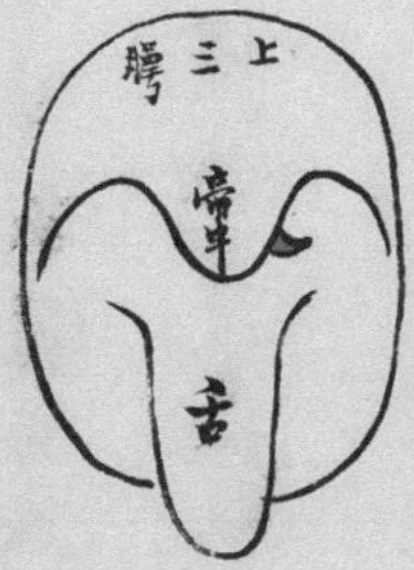

○帝中風

此症無論男婦帝中腫大生痰作痛漸至長出不能飲食

先用角药吹痰次用開風路針三用冰硼散四用紫地散五帝中黑深者一时難治切不可刀悞用刀者即死之醫此症之帝中双腫日久漸長出来不能嚥竟有帝中長出寸許探腭烙去半截者仍為之害只依法治之自然見効

帝中風圖

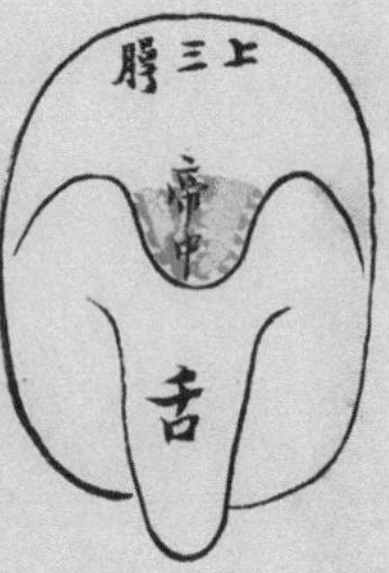

帝中風吉凶歌訣

時人忽患帝中風
角药频施自有功
若遇庸醫無見識
针刀悞用命随终

雙蛾風　外治用異攻散各種喉風通用亦神效

此症無論男婦咽間生兩枚瘀毒生在兩边不可用刀先用角藥入摩風膏少許井水調勻用鵞翎挑入喉間瘀毒丄令病人閉口噙良久滿口痰來吐痰後其瘀毒似蓮子樣可用破皮刀放出血瘀只用呂雪丹吹用風訣計再用紫地湯自然取効亦有不肯用刀者即以消芦散董之依方治之　土牛膝治喉不拘双單蛾一切喉症俱可治極平之神效此物治喉乃神草也

此病生在帝中兩边三症相對之處即是用土牛膝根擣汁加醋少許噬下蛾即破效驗如神

双蛾風圖

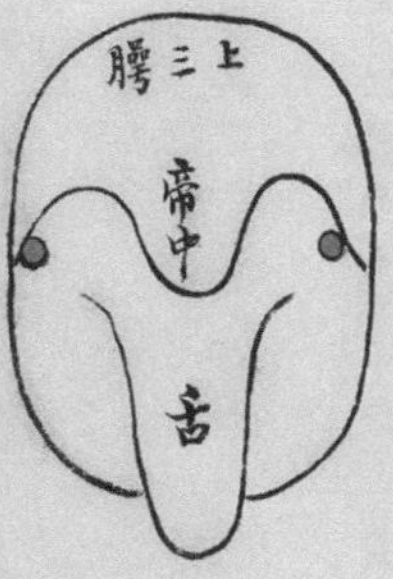

蔓蛾風吉凶歌訣

元蛾紅腫在喉間　必欲求全也不難

自有頻施兼服藥　病人須刻以慈顏

○單蛾風

此症無論男女如有單蛾生一边者是左屬心右屬肺

治法邢蔓蛾風同

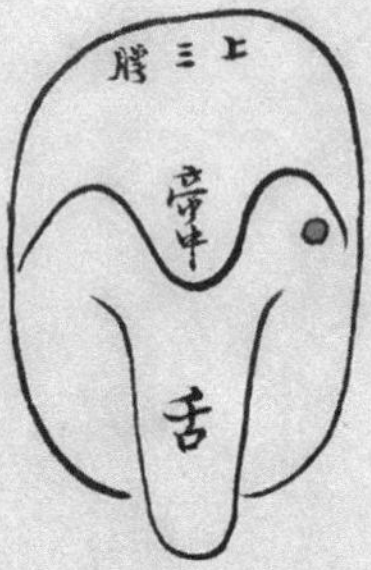

單蛾風圖

双燕口風

此症無論男女舌根兩边生在上腭兩边左右俱有腫上舌末不能吞嚥先用開風散計次用角药加摩風膏調噙取痰三用冰硼散四用紫地湯不能内消可用刀出血

此病生在帝中上些兩边紅腫宜用刀破用刀之法宜縣兩边紅腫處可刀如上腭中間切不可用刀

雙燕口風吉凶歌訣

燕口風沾在舌边須知飲食
不能飡若人識得針刀法
功効隨時定不難

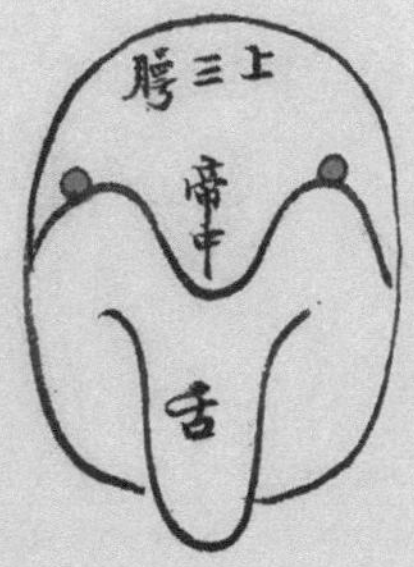

双燕口圖

單蛾口風圖

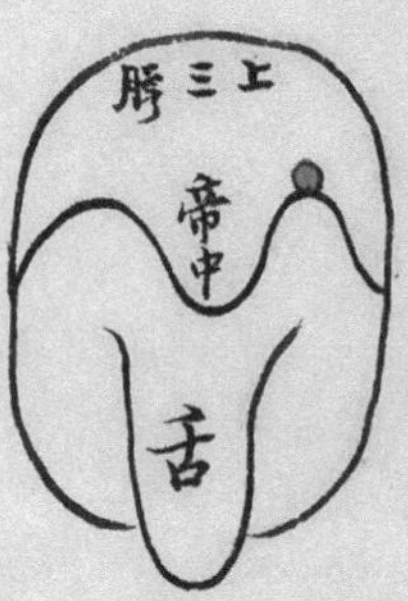

單蛾口風訣

此證無論男女單蛾口之症生一邊左是或右或右治法与雙蛾口風同

重腭風

此症無論男女、腭紅腫生痰左先用角藥取痰次用風路針三用冰硼散四用紫地散或口眼耳鼻中有一處出膿血者此是病已多火入七孔相穿之所若肉腐探者則為不治

此病初起在帝中之上值红腫不能吞嚥初起未深可以药内消為上策如不能内消直腫到牙床边可用刀破皮若上腭中间乃七孔相穿通之處萬不可用刀。

重腭風圖

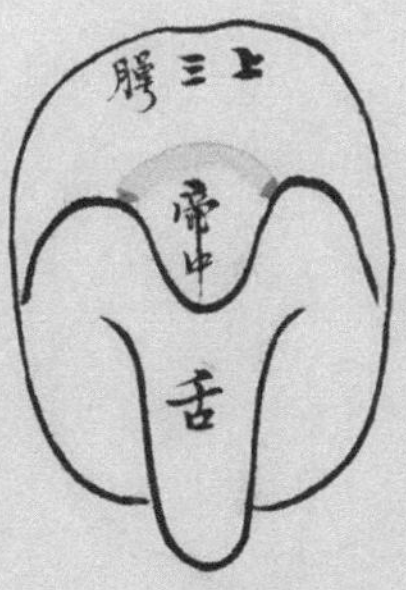

重腭風吉凶歌诀

口内生瘡上腭浮若無时氣
又须慈竅中有一流膿血假
遇盧醫也不瘳

○木舌風

此症無論男女舌忽腫痛者先用角药噙次用冰硼散三用紫地湯

此病初起舌根生痰漸發紅腫如木不能轉動不能迎送飲食可用破皮刀〻於舌之下注兩边至以筋處切破若有筋處不可用刀

木舌風圖

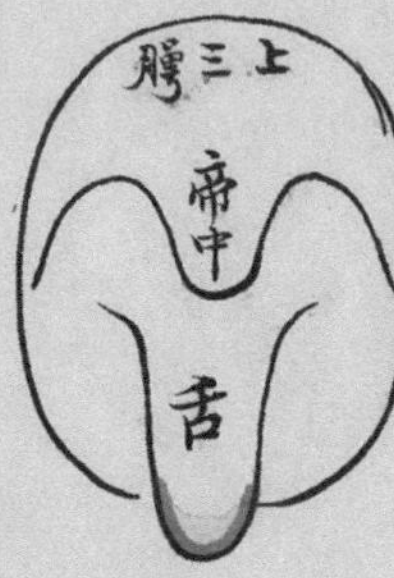

木舌風吉凶歌訣

口中舌工生紅腫便是沾來木舌風大抵要瘡多下藥嘗敖消腫見音功

重舌風

此症無論男婦皆生如重舌風此病生于舌尖底下又生一子舌漸比正舌尤長以致正舌不能轉動治法与木舌同

用刀破一边或不消再破一边依法治之立効

重舌風圖

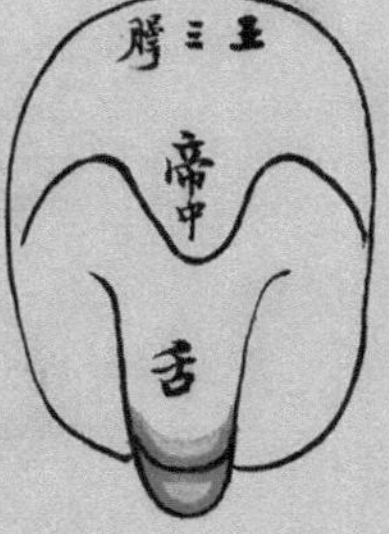

重舌風吉凶歌訣
重舌之風尔不祥或生左右或
中央醫家識得如斯症便使
针刀割不妨

坐舌蓮花風

此症無論男婦舌下浮腫生痰初起三三片漸至四五片
有瓣如蓮花様在兩边去瓣可用刀中間一夾切忽用
刀先用角药加生附子共磨汁調噙次用冰硼散如
刀过去只吹呂雪再三用氣針再服紫地湯

此症呵開大口舌舐並上腭圈形連心大蓋不可用刀刎恐傷心慌人矣用吹藥中宜加青黛治之婦人元虧以此病者尤多也

坐舌蓮花風圖

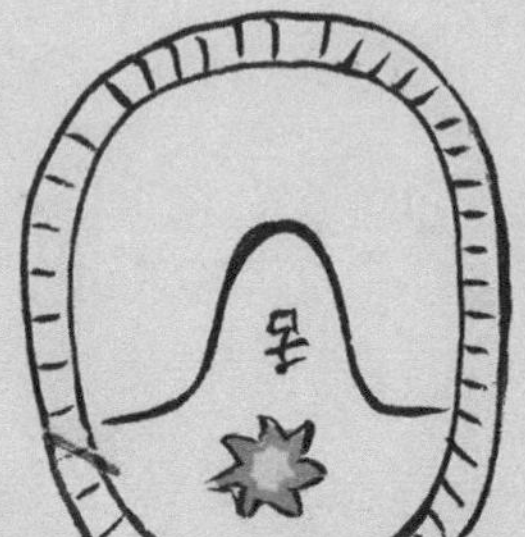

坐舌蓮花風吉凶歌訣

坐舌蓮花六七尖也知多有
世人治莫言此症尋常疾
日久之時最可嫌

合架風

此症無論兩手麻鈎合之處生紅核腫痛牙關緊者不餘

開口先用氣針々頰車穴為主次用角藥之用紫地陽

不時吹冰硼散，如極痛者可用刀劫

此病生在上下牙床根於合縫之處

合架風圖

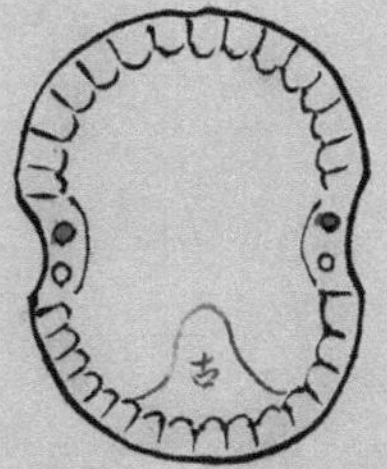

合架風吉凶歌訣

合架風生齒者孔，牙關緊閉痛難休。醫人不識針刀法，此症如何便得瘳。

○角架風

此症無論男婦、生于牙床者，齒、盡際上交者是、毒浮腫、以致關口不開、口不便、兩齒難合、不能咀嚼、治法有与合架風同，或用消芦散薰之

角架風圖

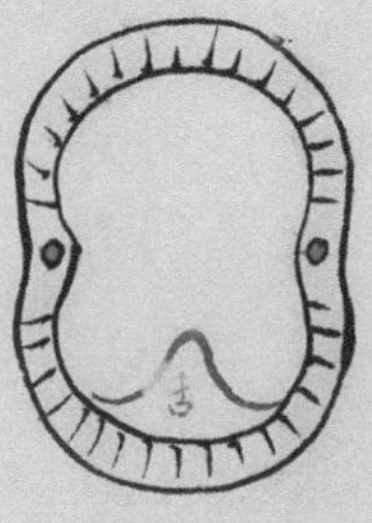

角架風吉凶歌訣

風名角架不為奇，腫痛之時
角药諳，此是醫家真妙訣，
破皮刀用即開懷。

爆骨搜牙風

此症無論男婦，牙床之上，遍齒紅腫，或在內外骨中，極痛
難忍者是，若有面腫者，或成粟房風，治法相似，若至自
破出血見骨，或牙床腐爛，齒落出膿者多，一死不治，若先用
角骨，用刀破皮，次用冰硼散，三用紫地湯，即効。
此病初起，連牙床上紅腫，或在外牙床腫者，或在內牙床

腫者、因作燒生疾、但認得症真、必須用銀簪、挑牙縫才有紫血發者是、就要挑斷血絡立効、

爆骨搜牙風圖

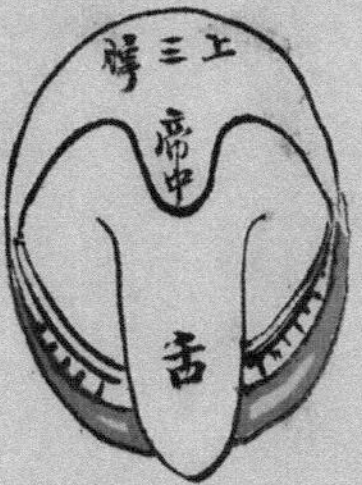

爆骨搜牙風吉凶歌

爆骨搜牙痛倍加。破皮針血免咨嗟。遵逢用藥真、方治功効隨收實可誇。

○牙癰風

此症不論男婦、而牙癰、搜牙以牙床高低界、為辨。在牙上高處為搜牙風、低處為牙癰、可用刀破皮去膿血即効

此病有因生來有外生來治法与搜牙風同

牙疳風圖

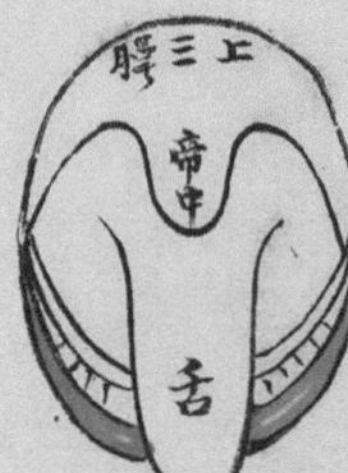

牙疳風吉凶歌訣

牙匡生様是牙疳。上下患今名一同。但用破皮针出血更加角葯奏奇功。

懸瘨風

此症無論男婦、牙匡下浮腫、為外懸瘨、在牙根肉為內懸瘨、红腫如蜒蚰様、漸次而長、先用角藥加南星少許、调敷、次用冰硼散、三服紫地湯、可用刀破皮、如患已久、白燗至喉、或落尽面頰肉者、皆是不治之症、

此病生外懸癰、為善症、善症、則易治、乃因懸癰為惡症、則難治、能傷命、若白煤出血者、必要狗糞中骨、合其功丹收功、

懸癰風圖

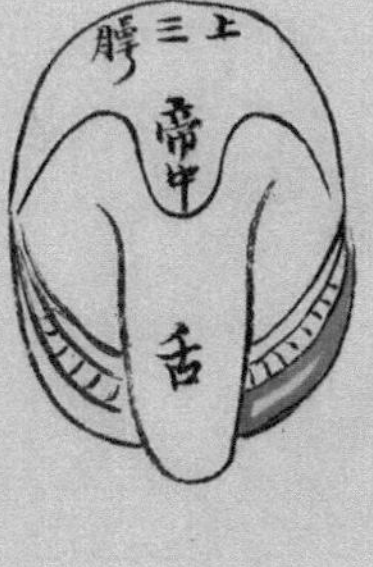

懸癰風吉凶歌訣

牙床浮腫是懸癰。分下旋為肉可悲。深下咽喉妨飲食。神仙有藥也難醫。

○奪食風 又名搶食風 俗名食物起泡用針刺出血即安

此症無論男婦、因心事過度、大物食多、並嚼碎而趴

此症或在喉內舌根上腭舌根左右生一血泡即時脹塞

不能吞嚥用針挑破血出不可吞下後用呂雪丹立効

此病若生在喉間不知醫者一個時辰必致殞命、雖不能針破、只得破皮針、針以前頂百會、後頂或前頂多針幾針、瘡自消去矣、

此症取手撚命物取泡即用針挑破血出即出汁肉熱之故一皆濕火一味之多泡飲可也

奪食風吉凶歌訣

一泡猝生名奪食、舌根咽內豈堪招、莫言此症難療治、食便針刀泡自消、

奪食風圖

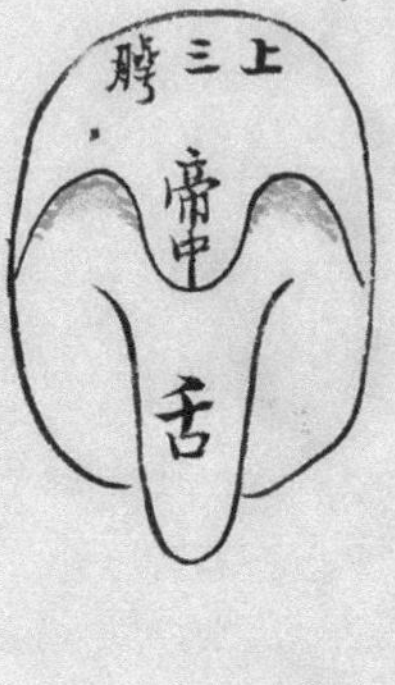

魚口風

此症無論男婦、上唇生小白紅瘡、初起二三枚、紅腫漸

至下唇、面頰紅腫、切勿用刀、若上唇直長出者、名龍唇發、可針兩鼻角、

又有一症不腫、只眼口歪斜、轉過一邊、名曰轉嘴風、可針合谷、頰車二穴、先用冰硼散、内消芦散、薰、再用角苔井水調噙、並口外加菊花葉搗和角苔調敷、

此病初起、紅腫作痒、痒後起小黄泡、切莫挑破、凡人見是外症、卻乃惡疾、務必依方治之、

魚口風吉凶歌訣

魚口初生厚嘴上　心家有熱夜間潮
上冲痰氣延脣急　莫待臨時痛不瘳

魚口風圖

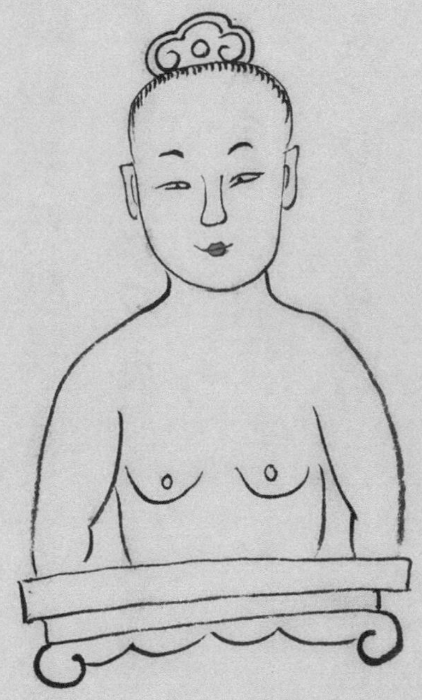

騾嘴風

此症無論男婦、下唇生一紅腫、逐時發大紅瘡、漸至下唇、未出、可用切兩邊腫處、治與魚口風同、

此病初狀如腫、漸至下唇未出、可用破皮針、破即效、

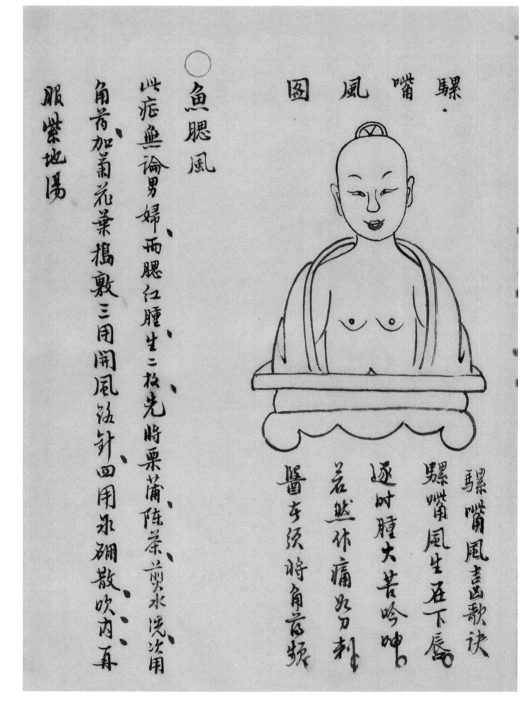

騾嘴風圖

騾嘴風吉凶歌訣

騾嘴風生在下唇
遂时腫大苦吟呻
若然作痛如刀刺
醫者須將角葯頻

○魚腮風

此症無論男婦、兩腮紅腫生二枚、先將栗蒲、陈茶、煎水洗、次用角葯、加菊花葉搗敷、三用開風鈹針、四用冰硼散、吹內、再服紫地湯

此病生在腮边先用角药外敷次逐日红肿極盛方可用破皮针〻去血仍用角藥外敷次〻脓已多矣腮穿出膿者可服蟾元丸外肉生肌散尔有一边者治法同

魚腮風圖

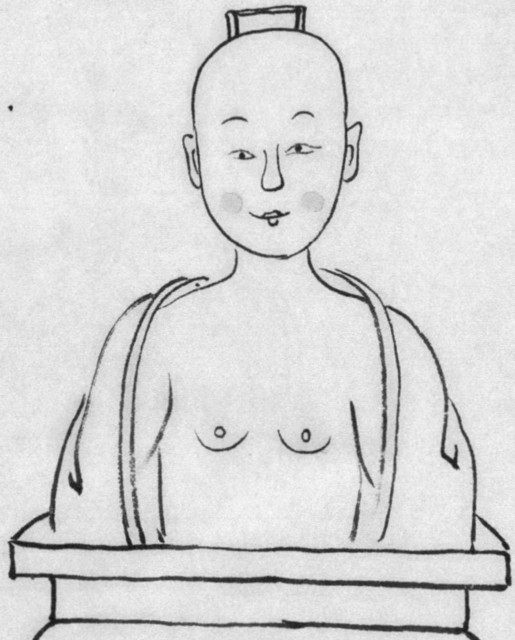

鱼腮風吉凶歌诀

鱼腮風疾尔随时
腫痛難當只自知
須請明醫来早治
若教遲慢難扶危

双搭頰風

此症無論男婦，面頰兩邊紅腫，要看口内牙床上有腫無腫，如口内牙床腫，不是搭頰，只是牙風，即是牙風法治之，可服紫地湯，

此病先用角藥敷，如仍腫不消，可用破皮刀出血，外仍不離敷藥即効，

双搭風圖

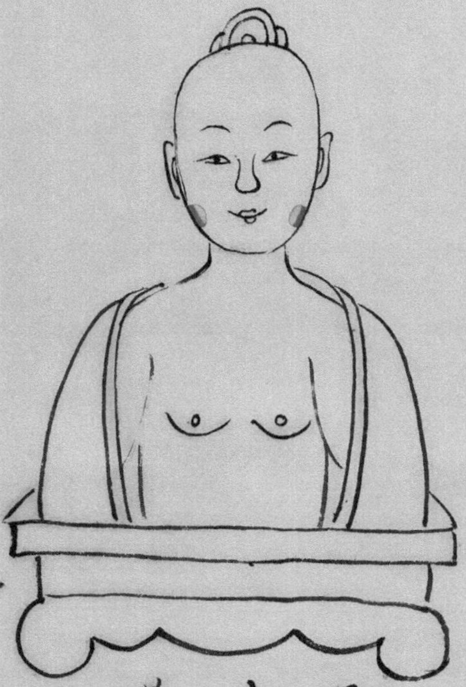

双搭頰風吉凶歌訣，

風名搭頰兩邊浮，
赤腫難當筋似抽，
莫道此風非易治，
只須敷藥及時瘳。

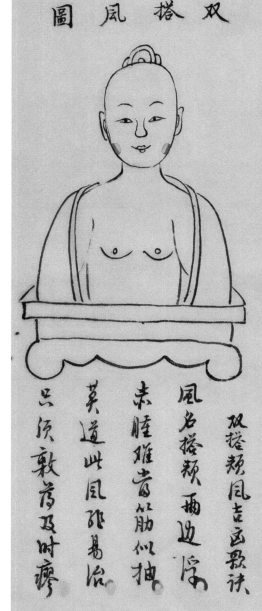

單搭頰風圖

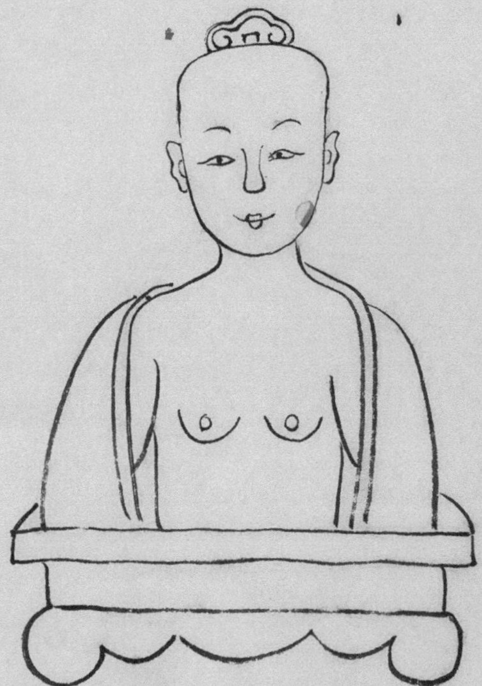

此症無論男女面頰一边生者、是或左或右、治法与双搭頰風、法同服前散方俱以

○落架風

此症無論男女多生、或因酒後、或因大哭、或因呵欠落了下脥、不能合架、呵開大口、而不能嚼物、本此因上挨下虛氣血不順、致以筋骨不收、此病一二日者可治、日久難安、宜上抖之法、可服紫正散

此病用氣针ㄟ頰車二穴、乃上科之法、先將下頦托上、用
手巾兜住、然後以手揣至搭角之処、令其角合、仍用生
姜一片、置于頰車穴上、將艾丸又置生姜之上、燒一壯火、
次此二穴、依法灸燒一醮、即可断根不复、

落架風圖

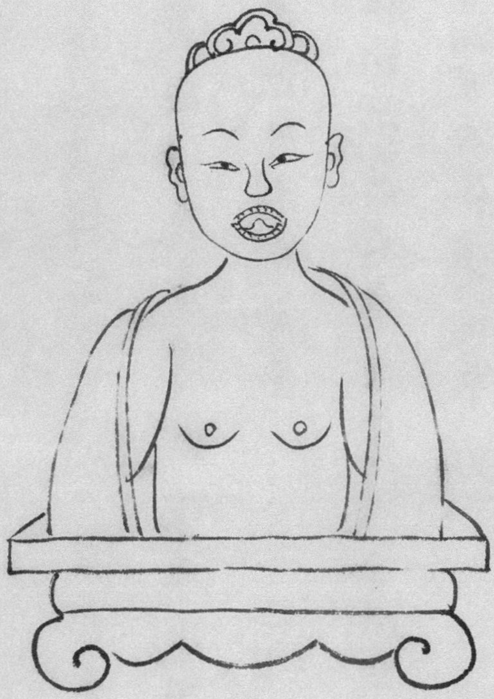

落架風吉凶歌诀

落架風沾信不
良、因多鬼祟
作哭殃、若还醫
合全无事、不合
医时命必亡

粟房風

此症無論男婦，面上浮腫如粟谷黄瘡，日久合成大泡，但不過眉者，即是瘰癧。治法因用角藥噙，外用角藥洗、敷，次用紫地湯。

此病初起如粟米，未可針破，合成大泡，可用破皮針，令針口向下，出尽膿血即効。

粟房風圖

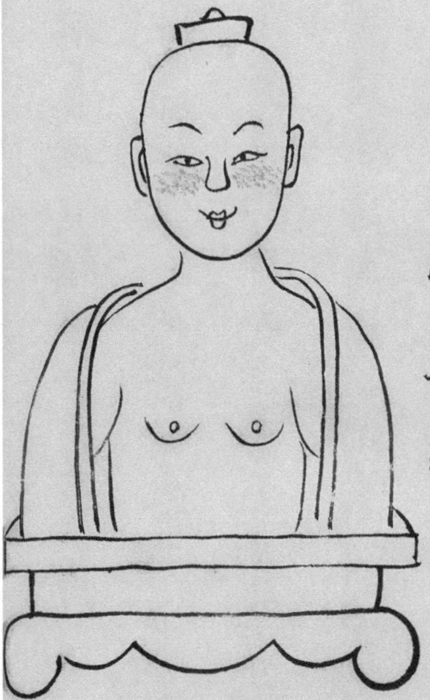

粟房風吉凶歌訣

風生粟房滿面生，
或成大泡痛難禁。
用針施藥依方治，
病者安心不用驚。

○瘰癧風

此症無論男婦、面上、項上、浮腫、或黄或水红色、可用氣針、破皮出血、次用角藥調敷、外面再用紫地湯開關散、此病初起、自從面上生起、漸至滿頸項、依方法治之

瘰癧風圖

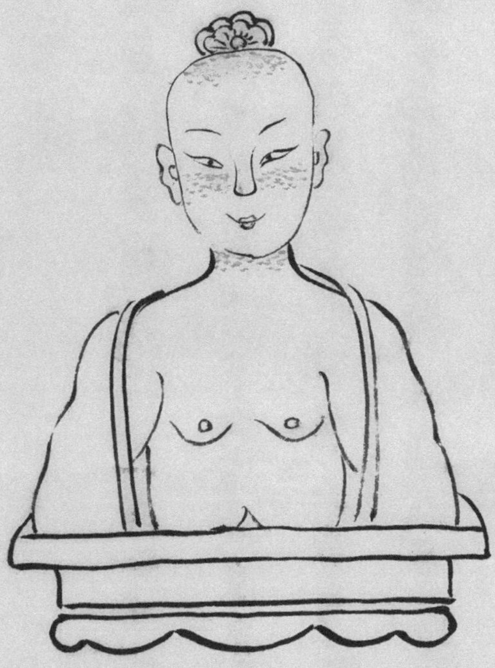

瘰癧風古邑歌訣

瘰癧風兮如核生、
又如瘤毒一般形、
皆言此症由寒侵、
只在醫師指下明

穿領風

此症無論男婦腮下並兩頸下生癧毒日久遂入胸則難治至初起時二三枚通時生多漸至八九枚者俗為唯治先用角藥甘水調噙並用角藥加菊花葉不時加敷再服紫地湯內消散　此病或有一邊生者初起二三枚者可治日久生多自能穿領則難治矣可用破皮針挑動不難敷藥

穿領風生不可當
欲求醫治有奇方
但將角藥頻敷擻
病者安心勿恐惶

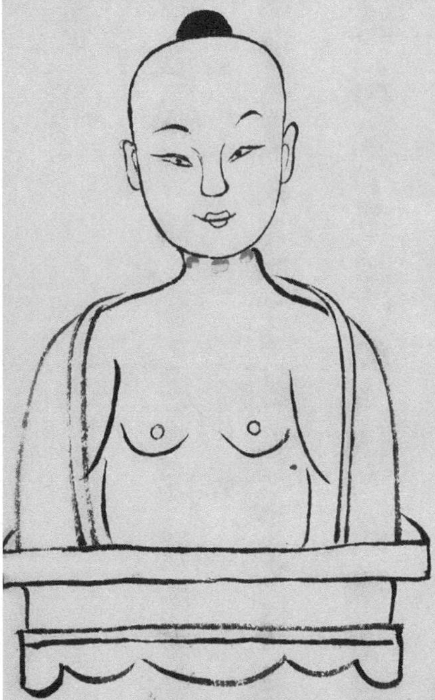

穿頸風圖

○肥株子風

此症無論男婦、兩耳墜上紅腫、生核、或生乙邊、先用角藥敷搭、次用紫地湯、開關散、

此病、皆是老人生者多也、可用氣針々兩核上々即効、

肥株子風圖

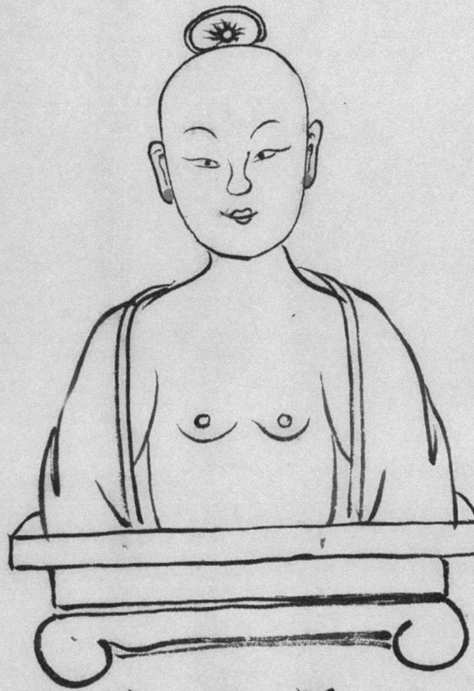

肥株子風吉凶歌訣

肥株子瘡耳珠生
腫痛之时苦諸藥
紫正開關宜急服
更加敷藥即时痊

○擒頸風

此症無論男婦項頸浮腫生癧，亦有兩边生牙，先用角药井水调噙，加此藥调敷，次服紫地湯，可用氣針破皮，

此病或腫上行去，但浮大赤腫甚者，可用破皮針，針腫處妙，

擒頸風圖

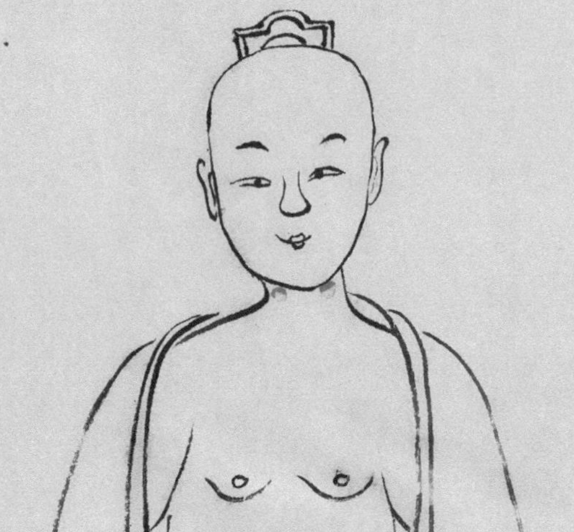

擒頸風古函歌诀

頂上俄沾擒頸風
或生癰癧腫並紅○
世人莫説病雖小○
服藥無功命恐終○

双纏風

此症無論男婦、頸項赤腫、兩頰亦遍腫、漸至咽喉、亦皆齒塞、不能吃白、先用角藥、加摩風膏調噙、並敷、次用冰硼散、三用風涼針、再服紫地湯、

此痛初起、四圍紅腫、日久難治、不可用刀、

雙纏風圖

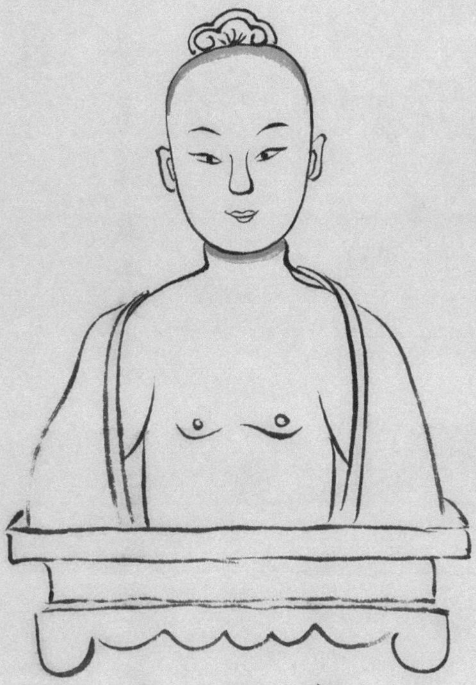

雙纏風吉凶歌訣、

纏喉之症李飛亭，
日久全声見之危。
若見此形宜速退，
即生盧扁也難醫。

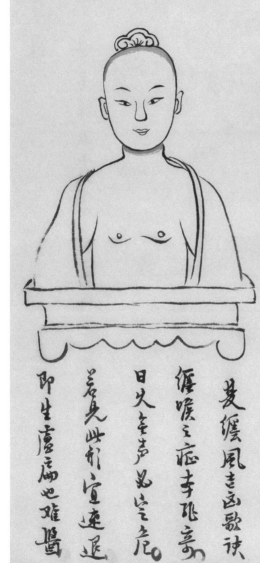

单缠風

此症不論男婦、或上或下一处生者是，治法与双缠風同。

单缠風圖

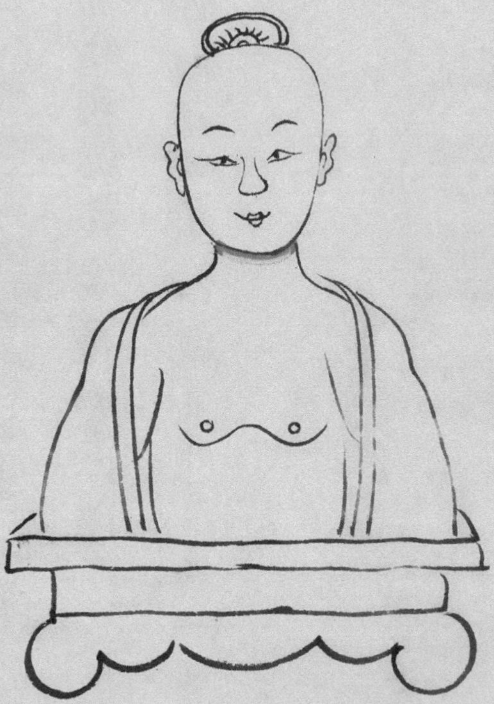

此之痛在右边腰甚、重之痛在心、在右边腰甚重痛之在肺、

邉頭風

此症不論男婦、一边頭痛如破者、此皆下部虚、先用破皮

針〻風池二穴、次用角藥調敷、再服開關散、並加四物湯、頭
痛加白芷、 此病或左或右、治法俱同上、

邊頭風圖

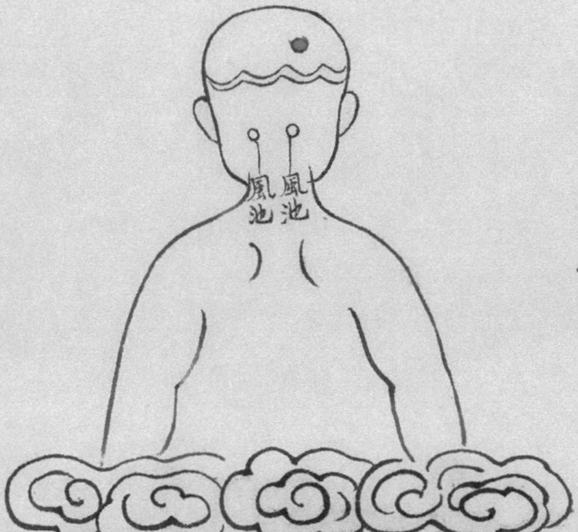

边頭風吉凶歌訣

边頭疼痛苦無休○痛者
何須兩淚流○敷藥不靈
宜補藥○受敷腫痛逐時瘳

○乘枕風

此症無論男婦後頸浮腫痛可針風池二穴服開關散紫地

湯与边证痛同治取効

此病脳後红腫生瘡毒可用破皮針〻出血取効

乘枕風之圖

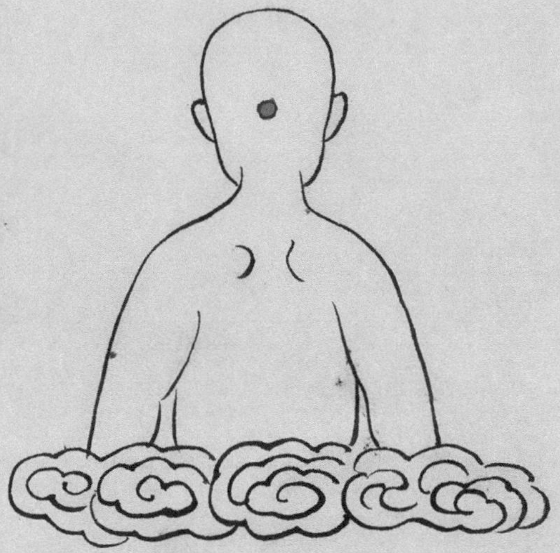

乘枕風吉凶歌訣

乘枕風兮不可亭。
又名枕發毒難醫。
但須急〻加敷藥。
緊正開關服不難。

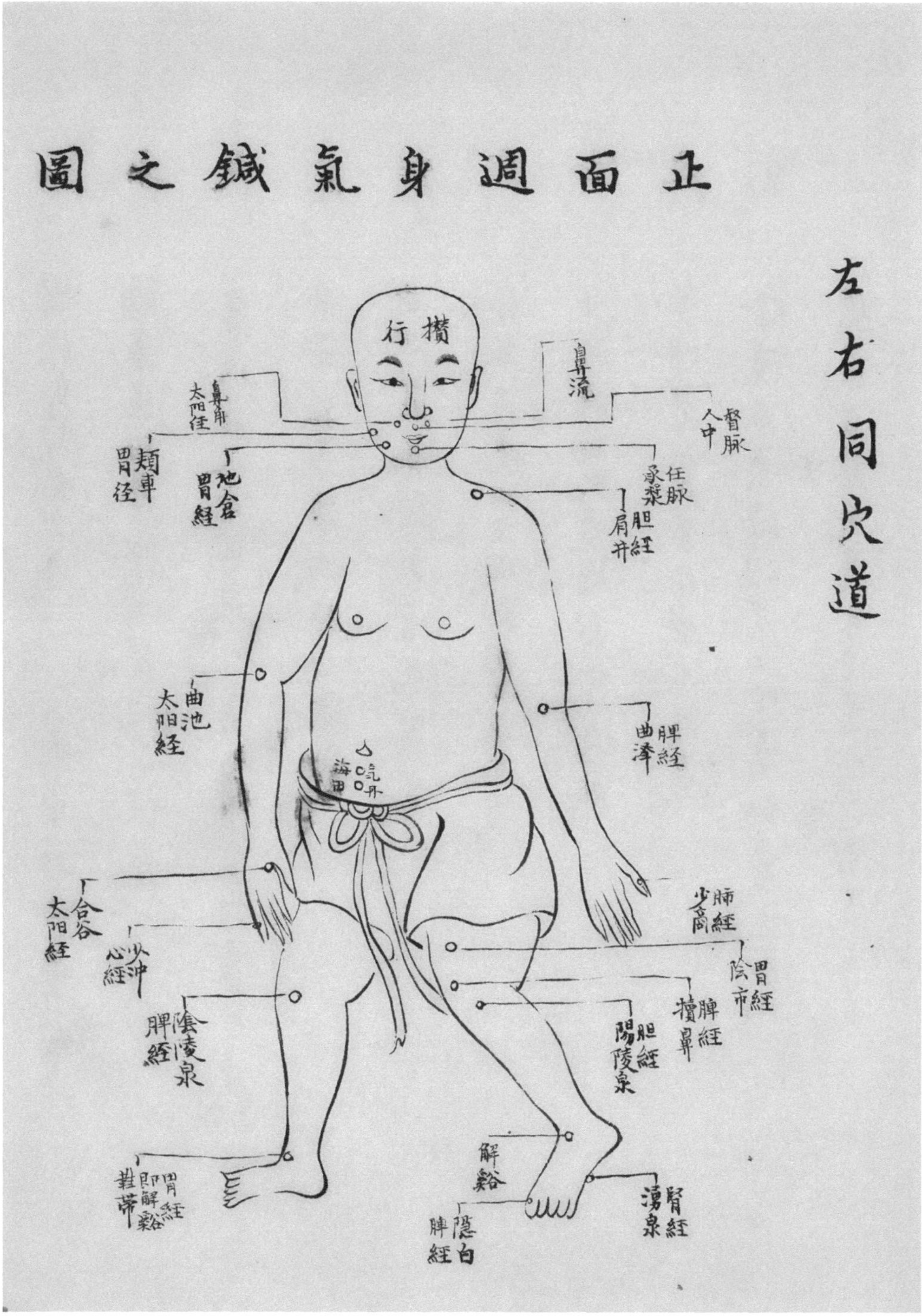
正面週身氣鍼之圖
左右同穴道
攢行
鼻流
督脉人中
太阳经
頬車胃经
地倉胃經
任脉承漿
胆經肩井
曲池太阳經
脾經曲澤
合谷太阳經
少沖心經
肺經少商
胃經陰市
脾經犢鼻
陰陵泉脾經
胆經陽陵泉
胃經即解谿鞋帶
解谿
腎經湧泉
隱白脾經

手足氣鍼穴法之圖

攢行即額紹上是　鼻角在兩鼻角是

頬車在兩耳墜下骨縫二分是

鼻流在人中上是　井々肩左々肩々上者是

曲澤在手彎肉、横紋尽處

曲池在兩肘外、骨動窩處

合谷在虎口々肉、軟肉上揺叉處

少商在兩大手指甲下邊外

少冲在兩小手指甲下外邊

陰陵在蒜膝內、骨上些骨動處、左右同

陽陵在膝外、骨下些々屈窩處、左右同

頭上氣鍼穴之圖

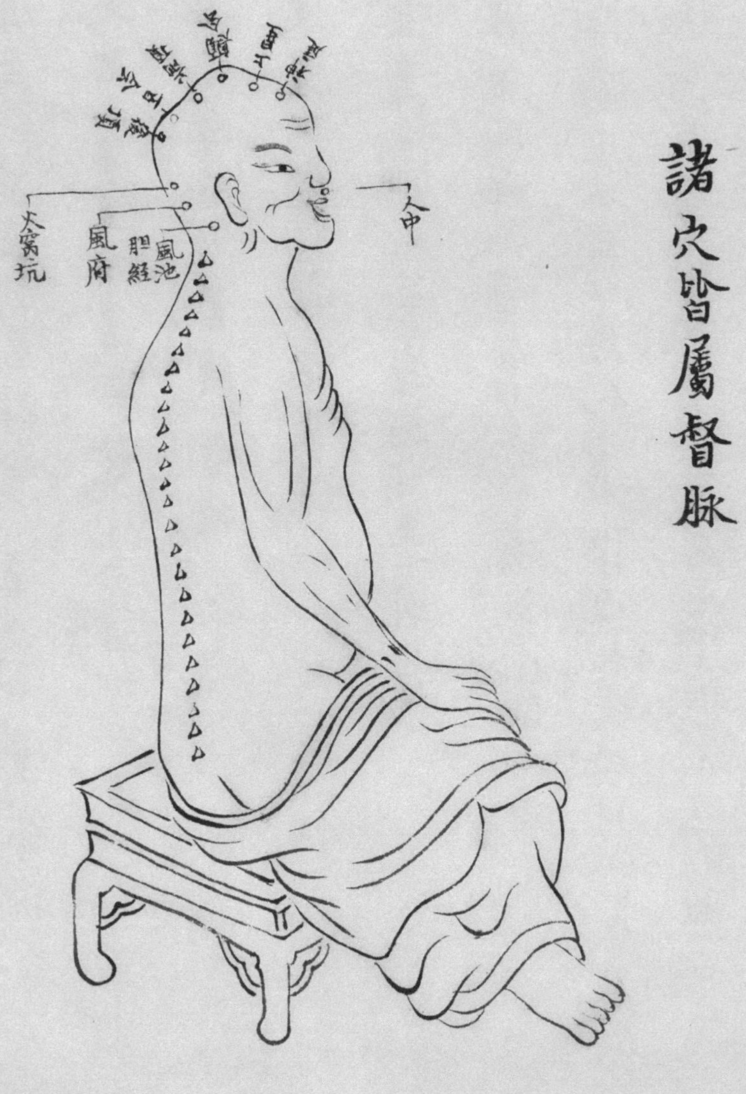

諸穴皆屬督脉

頭頂氣針穴法之圖

齊眉上一寸為神庭。又上一寸至上星。
再上一寸五分至顖會。再上一寸至前頂。
又上一寸五分至百會。
再上一寸五分至後會頂。
又直下窩處為火坑。
直界下些、以耳唇相對為風府。
再横開兩邊一寸五分、窩處為風池二穴。
凡病言寸者、以患人手中指円、斷紋用草比定為度。
臍下一寸為氣海、婦人並患陽症、先以火醮此。
臍下一寸五分為丹田、男子並患陰症者、先以火醮此。

仙傳針訣

凡喉風諸症，皆由氣血閉塞，以至風痰上攻，結爲毒熱，宜用針法，以開遵（導）之，使氣血通利，風痰自散，並有諸藥奇方，種種調治。至症若有不効，本乎？故曰氣針誠爲諸藥之先鋒，喉家之妙訣也，豈可緩言哉。其法諸症先取顖會、前頂、百会、後頂、風池，二穴；頰車，二穴，針過，又取少商、少冲、合谷、曲池，各依針法。此爲開風路針，初針只以男左女右，並留大當坑，風府、肩井、曲澤、陽陵、陰陵、足少商，諸穴不可先針，用者一遍。喉風極重之症，並已前法針過，風毒仍不少退者，次日復針，即可加針大當坑、風府、肩井、陽陵、陰陵、足少商等穴，並左

右同穴逐一對針，自無不効矣。至于人中、鼻準承諸穴，乃半
風者用之。惟臍帶上穴，極救小兒急慢驚風之症。外于
用火灸者也。諸穴法宜熟思詳察焉。
秘傳口訣云：以上諸風，俱作寒熱、頭痛，或大便秘結，或小便
赤澁，用紫正散與地黃散相並服。不可難醒，順氣散並。
有痰用冰硼散。頭痛加開關散。口燥作渴，加開關散參例。銀鎖匙口內
用角藥噙口，仍用角藥井花水調搽，次開關散本方解
清頭目止痛。紫正散疏風順氣，地黃散之功消腫退熱。銀
鎖匙解止渴，退口燥心煩燥熱。極者加犀角湯、冰硼散。本
治咽喉腫腫塞，疏風利痰。而角藥之功，最能攻風痰消

蛾毒、若喉風極盛之症、必加摩風膏少許、其力更速、蓋
本科所定諸方、擬查採定風蛾、攻之不下、然後隨症治之、自
然速効如神、性備合諸藥之法、並不是大皆生用之、若支開
閉針法、亦口傳心授、斷不得其真傳、雖有方書、其係妄
所用諸、針宜用銀

又口訣、以上諸風初起、俱惡寒、發熱、頸痛、咽乾、或大便
秘結、或小便赤澁、用紫地湯、能順氣散血、頸痛加開關散
口燥作渴、加銀鎖匙、有痰用冰硼散、痰甚並腫用角
藥將井水調加入摩風膏口內噙、口外敷、無不取効、

諸方藥性辨

開關散，清頭目止痛。紫荊散，疎風順氣。地黃散，消腫退熱。銀鎖匙，止渴退口燥、心煩熱，極重加犀角湯、氷硼散，治咽喉肶塞，疎風利氣，祛痰涎。辛烏散，又名角藥，治風痰結熱毒，功効最大，若喉風極甚之症，再加人摩風膏少許，至功力更加神速。查本科諸家諸方，至要以採風熱攻（攻）上不下，然後隨症治之，自然取効如神。倘合諸藥，皆不見火，一槩生用。至于開關針法，非口傳心授，則不得真傳也。

○又口訣

合谷穴，用針後，要用快子略敲動，令至以血出為度。

或從手臂抹下，有血出亦可。凡喉風慎服涼藥，隨下脂

膈不安者、用丹花水調角藥噙之、心跟即止、用水劑宜用蒸、不宜煎服、牙縫出血、名牙宣、用綵綿燒灰存性、搽上即止

噤口風、先用開風路、四指、每針、鼻角、口角、鼻流、人中、腳板心、惟湧泉穴、可用大黃、鼻血不止、用梔炭蒸水服、即愈

喉科諸風藥方列後　[illegible]用[illegible]　此人列方分兩斟許之重佗併不驗惟細辛

〇紫正散

荊芥　半　紫荊皮　二分　去骨　防風　半　去芦

北細辛　三分　去節　作[illegible]服[illegible]

〇地黃散　又名內消散

生地　二分　赤芍　半　紅內消　去芦一分　即茜草

丹皮　半　作十服加枇

以上紫地二散每症合用不離加薄荷燈心生水牛蒡服

第二劑加桔梗連翹甘草　孕婦去丹皮加下部虛人加

四物湯　咳嗽桔梗麥冬知母作渴加銀鎖匙

熱極者、加犀角、　潮盛者、加紫草、黄芩、　頭痛

加白芷、　凡症愈後以六味地黄湯加補脾土諸藥爲最、

凡男童陰症者、先雌丹田三次、後治本症、

凡婦童陽症者、先雄氣海三次、後治本症、

開關散　体虛大者勿用　[redacted]　細辛本草云作服不過五分加枕

川芎　半　北細辛　分　白芷　分

此方細辛可斷不宜

酌服亦嫌太多

用者酌之

銀鎖匙

天花粉二两　元参半斤　薄荷二两

以上四方皆水剂，用水煎服，不分两酌用

冰硼散

冰片顶好六厘　麝香四厘　白硼砂一钱　牙硝裹过三分

開關後次日宜去麝　体虚頭暈亦去麝　名品雪丹

毒腫漸消宜去硝　破皮刀後亦宜去硝　又名吕雪丹

合此药最要乳至極细軽鬆為度　孕婦尤要去麝

品雪丹

即冰硼散去麝香

冰片六厘　硼砂一钱　牙硝裹过三分

吕雪丹

即冰硼散去麝硝

冰片六厘　硼砂半

○辛烏散 又名角藥

赤芍 用稍一兩　草烏一兩 要元上尖者可用，長者不用

牙皂半　荊芥穗半　桔梗半　赤豆半

北細辛半 陳辛不用　甘草半　生地半

紫荊一兩 去粗皮取紫金皮　北柴胡半 大胡不用

連翹半 去梗

右為細末，分兩照足，每用口內井水調噙，極為取痰縹藥，此痰極甚，或加入摩風膏更力更速，口中只用角藥調搽，紙用角藥作洗藥，以荊芥同煎水洗，此懸癰風

加南星末少許効、

摩風膏

川烏 用火磨水　灯心灰 即名玄丹

秘囊灯草灰、一名玄丹。先擇至白淨者、黃者不用、鋪于淨桦上、以清水噴濕、蒸至心内微濕爲度、用淡竹筒戳之、完固不碎不到兩頭、摩藥相和、用水濕筒内、以濕紅帋團塞緊一頭、即將灯草搡成團、塞筒内、以竹筋椎實、衝去火、如此漸塞、漸滿再用濕紅帋塞筒口、入淨炭火中、煅之、蒸至煙絕、及筒内通紅、即取灯草灰、打開黑色成團者佳、

右入辛烏散用

消蘆散

此方因有患人、不肯用刀、以此蓋破、雖易見効

不能速于收功

紅內消 丹印茜草 芦紫根 一丹去皮 唐釜根 丹印紫荊皮根

金毛狗脊 半

右用米醋煮熏，以小藥罐仝醋入，以厚帛書固，於

上取一丸，如筋頭大，對腫處，如欲破，加劉子七個，去殼

同入煮薑神麴，劉子印巴豆

鎮驚方

凡腫毒已消盡服此丸 如上氣者加桔皮

桔梗 山藥 梔炭 甘草 各等分

共為細末，米糊為丸，如蓮子大，硃砂為衣，每服

一丸，薄荷燈心湯化下，病多，作末藥，或喉風症

咽喉作乾者，臨臥服

○蠟凡丸　凡服此丸毒不攻心

黄蠟一兩　乳香三錢　没藥三錢去油　枯凡半

右共細末，即用蠟化為丸，每服二錢，白水送下。

○生肌散　亦名八仙丹　凡腫毒已爛者用此可生新肉

赤石脂一兩用火煅醋淬　乳香二錢去油　輕粉二錢

没藥二錢去油　硼砂三錢　龍骨一兩火煅醋淬

兒茶三錢　冰片八分

右為細末，每于患處用少許，碾藥收貯。

○神功丹　治走馬疳及神肉吹外，先以服甘露消疳飲。

人中白一兩煅淨　兒茶一兩　黄柏五錢　青黛五錢水飛淨

冰片五分　蘇薄荷二錢

以上晒干共碾極細末，裝法載外科正宗

○萬一丹　凡誤用刀者，血流不止，以此治之即止，此藥可預備

乳香錢去油　血竭錢　沒藥錢去油　硼砂錢

右為極細末，每用少許，吹入刀口處，至血立止

○四物湯

當歸　生地有寒者易熟地　白芍　川芎各錢

水煎服

○六味地黃湯

白雲苓錢　淮山藥錢　粉丹皮錢　山萸肉錢去核

建澤瀉下　大難通地　至与遠　水煎服

孕婦用此吹之

○真功丹

冰片六厘　熊膽七分　要金色而苦者真罝瓷壳上用火焙退火氣用

爐甘石　用羌活煎過飛去底下泥脚晒干用　半

牙硝二分　硼砂半　腫毒漸消即用呂雪丹　前丸

共爲研極細末、用磁瓶收貯、勿泄氣、

○走馬牙疳　見外科正宗

走馬者、言患迅速也、其患多因痧痘餘毒所攻、又有雜病熱甚而成者、其症其牙根腫爛、隨即黑腐、臭不可近、甚者牙齦脱落、根柯黑朽、不數日即穿腮破唇、爲不治矣。初起宜用蘆薈消疳飲，加用人中白散或冰硼散搽之，取去黑腐肉，見紅肉血流者爲吉。如取腐肉時頑肉不脱，腐爛漸開，爛腫加散，臭味不止，更兼身熱不退者，俱爲不治。

全生集赤霜散治走馬牙疳如神。又外治法：用生烏附半、生半夏半，研末，鷄子白調作餅，貼男左女右湧泉穴。

○蘆薈消疳飲 専治走馬牙疳，身熱氣粗，牙齦腐爛，氣味作臭，以及穿腮破唇者，並服。

蘆薈　銀柴胡　胡黄連　川黄柏　元參

桔梗　牛蒡子　山梔　石羔　薄荷

羚羊角以上各五分　甘草　升麻以上各三分

水二鐘，淡竹葉十片，煎六分，食後服。

此方胃熱甚者可加犀角、生地、白芍、丹皮，或犀角地黄湯。

○人中白散　即前神功散吹之　先用溫湯漱淨，再將吹藥吹患上，日六七次，涎從于外流為吉，涎從于內流為毒入腹。

○牙疳有五不治

口臭涎穢不治

穿腮破唇不治

牙落無血不治

黑腐不脫不治

用藥不効不治

按此症善治得法，吹藥用赤霜散，關脂清疳湯，亦得愈，不致傷命，醫者仔細。

○保真丹　孕婦用之　去前

○象甘石一錢　月石一錢　熊胆一分　冰片六厘　牙硝二分　此方即前真功丹重入

吹藥方

黄柏三錢　人中白三錢 濂珠久本作　山豆根三錢

飛青黛二錢　五棓子一錢　川連七分　硼砂三錢

地骨皮三錢　薄荷三錢　甘草一錢　冰片五厘

射香四厘　共為極細末瓷瓶收貯勿泄氣

開關散

牙皂七分　蝎梢七分　藜芦仁一錢　生白凡二錢　雄黄一錢

共為極細末

漱藥方

細辛　川烏　白芷　蒲黄

○○

外科正宗咽喉論

夫咽喉雖屬於肺然所致有不同者自由虛火實火之分緊喉慢喉之說又咽由心肝肺腎呼吸之門飲食聲音吐納之道此關係一身害人迅速故曰走馬看咽喉不待少頃也假如虛火者色淡微腫脉亦細微小便清白大便自利此因思慮過多中氣不足脾氣不能中護虛火易至上炎此等先從咽嗌乾燥飲食妨碍吞吐痰涎呼吸不利斑生苔蘚壘若蝦皮有如芒刺喉中又如硬物嗌於咽下嘔吐酸水噦出甜涎甚則舌上白胎唇生凡色聲音雌啞喘急多痰以上等症皆出於虛火元氣不足之中未治此症者喉投涼藥上午痛者屬

氣虛補中益氣湯加麥冬五味子半夏，亦有午後作痛者屬陰

虛四物湯加黃柏知母桔梗玄參，如服不效者必加姜附以為引

導之，用熱為佐，治之法也。實火者過飲醇酒，縱食膏粱，疊褥

重衾，餔啖辛熱，多致熱積於中，火則大動，生痰發為咽腫，

甚者風痰上壅，咽門閉塞，少頃湯水不入，聲音不出，此為喉閉，

緊喉風是也。用藥不及事，先用針刺喉間，當泄毒血，隨用

桐油餞雞翎探吐稠痰，務使痰毒出盡，咽門少松，湯藥可

入，語聲能出乃止。內服清咽利膈湯，通利解毒。如牙關

緊閉難入，必宜先刺少商出血，牙關自開。如針刺探吐無痰，

聲如拽鋸，鼻掀痰喘，湯水不入，語聲不出者，真死候也。又有

喉癰、喉痺、乳蛾、上腭癰等症，至患雖腫而咽門半塞半開，至痛雖凶而喉道又寬，又腫，此皆標病，雖重無妨，當用金鎖匙吐出痰涎，利膈湯推動積熱，膿脹痛者開之，損而痛者益之，至患自出。凡喉閉不刺血，喉風不倒痰，喉癰不放膿，喉痺乳蛾不針爛，此皆非法。又有痰火勞瘦咳傷咽痛者，無法可治。

○咽喉看法

外治異功散，用膏藥貼痛處，起泡出毒，挑破出水即愈。

初起紅色腫痛，語聲清，開亦無表裏之症，相並者輕。

已成腫痛，咽喉半閉半開，咯吐痰涎，飲食猶進者順。

咽喉腫閉，牙關緊急，言語不清，痰壅氣急，聲小者險。

咽喉驟閉痰涎壅塞口噤不開探吐不出聲喘者死時瘡之後毒結咽間腫痛腐爛吐納不堪聲啞者重久嗽痰火虛陽上攻咳傷咽痛但見聲嘶面紅者死

○咽喉治法

初起腫痛寒熱交作頭痛拘急者邪在表也宜發散初起腫痛發熱脈有力而便秘者邪在內也宜下之腫痛寒熱口乾作渴脈洪大而有力者宜發表攻裏咽喉腫痛痰涎壅甚面紅口干邪在上也宜探吐之喉閉痰涎壅塞氣急口噤難開先刺少商後以吐法已成腫脹痛咽喉壅塞湯水不入膿已成也宜急針之腫痛微弱脈虛無力午後痛者屬陰虛宜滋陰

腎火腫痛色白咳吐多痰上午痛者屬陽虛宜補中健脾

○○○咽喉主治方

○清咽利膈湯　專治積熱咽喉腫痛痰涎壅盛及乳蛾

喉痺喉癰重舌大舌出胆膈不利煩燥飲冷大便秘結等症

連翹　黄芩　甘草　桔梗　荊芥　防風　山梔

薄荷　銀花　黄連　牛子　玄參　各半　大黄

朴硝　各一錢　水二鐘煎八分食遠服

○玄參解毒湯　專治咽喉腫痛已潰吐下飲食不利及

餘腫不消等症

玄參　山梔　甘草　黄芩　桔梗　葛根　生地　荊芥　各半

水二鍾淡竹葉燈心各二十件煎八分食後服

○連翹散　主治積飲停痰蘊熱上以致咽喉腫痛胸膈不利咳嗽痰涎舌干口燥至表裏症相並宜服此

連翹　葛根　黄芩　赤芍　山梔　桔梗　升麻

麦冬　牛蒡子　甘草　木通　各八分

水二鍾竹葉二十片煎八分食遠服

○涼膈散　主治咽喉腫痛痰涎壅甚胸間有火大便秘澁

防風　荊芥　桔梗　山梔　玄參　石膏　薄荷

黄連　天花粉　牛蒡子　貝母　大黄　各等分

水二鍾煎八分不拘時服

○金鎖匙

專治喉閉纏風痰涎壅塞口噤不開湯水不下

焰硝 兩半 硼砂 半 片腦 一錢 即氷片 白姜蚕 一錢

雄精 二錢 右研極細為末再和勻以竹筒吹患處

痰涎即出如痰雖出腫痛仍不消急針患處去惡

血服前藥

○理中湯

專治中氣不足虛火上攻以致咽喉間干燥作

痛吐嚥妨碍及脾胃不健食少作嘔肚腹陰疼等症

人參 一錢 甘草 炙八分 干姜 炒黑七分 白朮 二錢

水二鐘煎八分食遠服

○桐油餞

專治喉風喉閉垂危先兩日胸膈氣急

呼吸短促蓦然咽喉腫痛手足厥冷氣閉不通頃刻不治先用温湯半碗加入生桐油三四匙調勻用使鷄翎蘸油探入喉中連探四五次要痰壅出再探再吐以人甦醒設高爲度後服清咽利膈之藥

○治喉烏龍散

歌曰　十八喉風名有名　原來熱是一根因　兒孫代代宜珍惜　莫不輕傳與世人

用猪牙皂角七條去皮弦爲粗末水一鍾煎至七分入人乳三匙冷服即时鬆吐即得治咽喉腫痛痰涎壅盛喉風喉癰乳蛾等症並効惟纏喉風牙

關緊閉者不可吹恐痰上出而口不開壅塞氣路而出故也除此皆效又人病咽痛忌用

帶白纏喉風閉塞及乳蛾喉痺重舌木舌等症効

○神効吹喉散

薄荷　姜蚕　青黛　朴硝　白明礬

火硝　黄連　硼砂　各兩半

以上藥爲細末臘月初一日取雄猪膽七八個倒出膽汁用小半和上藥拌勻復灌膽殼以綫扎頭膽外用青紅紙包裹將地掘一孔闊深一尺上用竹竿架空横平上用板鋪用泥密蓋候至立春日取出掛風處

陰干去肥皮再用硃礶窨收每藥五兩加梅片三分同研極細吹患上神效　歌曰

此法端的通神聖　萬兩黃金方不傳

〇少陰甘桔湯

治少陰咽痛證脉沉細而身猶熱者宜服之

桔梗二錢　甘草一錢　陳皮　川芎　黄芩　柴胡　玄參各一錢　羌活　升麻各四分　水二鍾葱白一根煎不拘時服

〇清音噙化丸

治肺氣受傷聲音嘶啞或久咳嗽咳傷聲啞亦宜

訶子 真阿膠 天門冬去心拌炒 知母去毛
麥門冬去心 白茯苓 黄柏蜜炙 當歸 生地
熟地去土 人參去蘆 烏梅肉去核 人乳 牛乳
梨汁各一碗 共熬稠膏
共爲細末和入前膏加煉蜜搗成丸如雞頭實
大每用一丸仰卧噙化日用三丸如改作小丸每服
一錢訶子並湯或蘿蔔湯送下亦可取效

○治暴失音

公猪板油一斤入鍋内先煉成油濾去渣入白蜜一斤
再煉少頃絹濾淨磁器内冷定成膏不時挑一茶
匙平音漸清無疾時亦可常服潤肺

噙化丸

治梅核氣乃痰氣結於喉中嚥之不下吐之不出如毛艸常刺作痒甚則吐酸妨碍飲食閉塞

膽凡　硼砂　明凡　牙皂　明雄黄

各等分為末紅棗煮爛取肉為丸芡實大空心噙化一丸温黄酒一杯过口內服蘇子降氣湯

蘇子降氣湯

治虛陽上攻氣不升降痰結患咽嗌痰涎壅塞

蘇子　當歸　厚朴　陳皮　半夏　前胡　官桂　各等

甘艸　由　水二鍾薑二片煎八分食遠服

冰硼散

治咽喉口齒新久腫痛及久嗽痰火咽啞作痛

冰片一分　朱砂五分　玄明粉　法製　硼砂各一錢

共研極細末吹搽患上　每日搽五六次最効

○喉疳應用方

黄連解毒湯　防風通聖散

荊防敗毒散　四物湯　補中益氣湯

吳氏　許氏　咽喉口牙舌另一本　附驗方續編

吳氏　廿四大症

許氏　七十二症　并圖說

王洪緒咽喉治法　方見全生集　又方録後

即林下居山人

咽喉凶症危篤者外用異攻散提毒外出拯救

○○○吉吳林屋山人治咽喉口舌牙法

咽喉之地尤爲急症，頃刻而痛難忍，實係寒生痰結而痛方騰，乃爲熱病，醫之雷霆之火飲，因陰生燎原之火熾，由漸著也。內經云：驟救非大緩救非寒，虛寒實熱識透者獲效，是在明賢之士知斟酌，乃隨斟酌而無誤耳。

○視症有訣

○咽喉症有七形，若雙乳蛾並蛾喉癰閉鎖，喉症不異。纏喉熱結肉麻痺，腫繞外目胃氣短，從頭冷喉閉，喉癬喉痺鼾痰響，肺絕須治快。喉癬因虛蟲，微作癢疼懇

不瞪又不闭，淹涎最作怪，喉忽一粒珠，刀点
命须害，若将鼻里吹，珠破病即退。

○喉痹治法

○痹者不行也，脉闭也，危急之症，痰在喉中作
响，响如打鼾，舌色白而不肿，诸书皆称肺绝
不救，甚缘误服寒凉，以致死耳，如服
姜桂汤亦愈。

桂姜汤方 专治喉痹而痰响，舌白不肿者，此宜寒阴火之症

○肉桂、炮姜、甘草各五分，共归碗内，取滚水冲入，仍将碗
顿于滚水中，俟药可许，漫以咽下，亦愈。或以生川附切片，
涂白蜜，火炙透黑，收贮，临用取如细粒一粒，口含咽津。

亦速刻金鑰

○喉閉　喉閉兩三日者，氣急短促，手足厥冷急甚，痰壅氣閉，命懸頃刻者，是要藥也，利膈蘇子、前胡等藥。

○乳蛾治法　要形圓或似筋頭，生於咽喉[閉]關上者輕，生於關下者重，或左有右無曰單，左右皆有曰雙，雙者難，單者重，以土牛膝根搗汁加醋少許含口，慢嚥自愈。或服甘桔湯，吹冰硼散而愈。

○喉癬治法　體虛多鬱者患之，喉中不閉不腫，氣出如常，微微痛癢，飲食不遂矣。此係虛火淹纏，難全愈，忌刺，要補陰法。

冰片牛黄各一分。胆凡三倍。八雄精。白梅二枚去
皮核。雄等研砂。山豆根。七味薄荷三钱。七入梅
肉捣作丸。阴为九十個。唅十日。喉痹方中独此
尊。虚火不宜補与利。热還留。不停根。

○喉珠治法　係腦门生一红線如髪。出一里
砲大如樱珠。掛玉咽間。如用刀点即死。雨土
牛膝活根。捣汁。以好醋二三滴。和匀滴入鼻
中。三四次。过鼓珠破。吐出之痰血立效。

○鎖喉　喉内生蛾形。痰声不响。而喉緊閉。
亦是热之痰也。治有药诀。

○纏喉風　喉内热結。喉外腫繞。且痒且麻者是。
喉内之痰塞满。舌有痰護。此痰不出牙

齒作响如鼾性喉痹悮服凉藥者此證必死再
道痰塞鼻內氣不出入即死倘遇此危急之
症取鵝毛一根粘桐油厘許入喉一攪痰隨
油吐以桂姜湯會之
如於道路無人處之處藥未備存走遲者喉
症取針刺兩手大指少商穴出血即愈

一方藥訣

喉間風火閉難開蘇子前胡赤芍張各一 甘桔各二
元參翹淅貝各五分鎖纏喉閉即施開
諸般實火因川連一 桔梗元多荊赤甘各五 翹苓
花粉各五 防風五 射干 先服前方後此矣

翘芩風刺射干巨各五分 桔甘銀花薄荷八分 川連廿卅五分並喉症物解主治齒

壁錢散 治熱痛喉症

六七月所有之壁錢十個 老蟢子兩個 髮扎好用瓦片七个鎔化以紮好之壁錢蟢子入鎔片黏呈灯火上炙透研末片擦痛喉症用吹最效

以上各方見全生集

真珍珠散 並治牙疳牙根紅腫口內等症

硼砂 枯礬 川連 兒茶 人中白 雄黃 薄荷 黄柏各等分 大破珍珠減半 各為極細末 治牙疳牙根紅腫口喉等症 刀点以散吹之神效

通治咽喉神驗服藥方

○獨活 平　辛苦微温，氣緩善搜，入足少陰氣分，以理伏風，風熱齒痛。

○半夏 平　辛温有毒，體滑性燥，能潤腎，除濕化痰，利竅，治咽痛喉痹。非禁劑也，吐血下血，破傷撲打。

○杜牛膝 平　甘寒微毒，能破血止血，吐痰除熱，解毒，亦治乳蛾喉痹，砂淋血淋，搗汁止牙痛。

○生甘草 平　味甘，生用氣平，補脾胃不足而瀉心火，協和諸藥，使之不爭，通行十二經，解百藥毒。

用此四味通治咽喉一諸症，極其神效。以嘗見行未應驗

○枳桔湯　時珍曰：治胸中痞滿不痛，取其通肺利膈下氣也。

○甘桔湯　通治咽喉口舌諸病，取其苦辛散寒，甘平除熱也。

宋仁宗加荊芥、防風、連翹，遂名如聖湯。

王好古加味甘桔湯　古方甘桔湯只甘草、桔梗二味。

失音加訶子。聲不出加半夏。上氣加陳皮。涎嗽加知母
貝母。欬渴加五味。風毒加葛根。少氣加人參。嘔加
半夏生姜。吐膿加紫菀。肺癰加阿膠。胸膈不利
加枳殼。痞滿加枳實。目赤加梔子大黃。面腫加
茯苓。膚痛加黃芪。發斑加荊防。痘毒加
牛蒡大黃。不得眠加梔子。觀海藏詳加劑
用藥之大較。殊可識矣。

○醫學心悟加味甘桔湯。極平安。余常用之。
炙甘草三錢。桔梗。荊芥。牛蒡子炒。貝母各二錢。
薄荷三分。水煎服。若內熱甚。或飲食到口即吐。加
黃連五分。若口渴。唇焦。舌燥。便閉。溺赤。更加黃柏。黃芩。
山梔。黃連。若內臟寒。加金銀花[illegible]。

○喉中起血泡方
用生大蒜一大瓣嚼細吞之即刻泡破而愈
○諸骨哽喉方
用米糖大塊嚼吞之即能帶下即糖坊內所賣白米糖餅三四片泡吞即下
或用犬吊一後足取其涎徐徐嚥下飴糖即米糖
若骨已下喉而仍哽於胸膈者用威靈仙草飴糖
半碗水煎一碗並服或加舊靴皮燒灰或加醋半杯
或加犬涎半杯調服數劑即消哽喉者亦下
或哽在喉中欲取出者用沙糖一匙銅青末半匙和
勻滴麻油四五點同茶調下　即吐出原物若不吐令患
人兩手伏地用清水一盤置前以雞鵝翎攪喉中
即吐盤內　於魚骨哽含橄欖即下或用橄欖磨水
服之　諸骨硬物方　珊瑚一塊入口含化嚥汁骨軟而下鹹能軟堅

○魚骨硬噎神方

食某魚魚骨卡噎，即用某魚生眼珠、豆腐皮囊之，捺命吞之，即下。於食什魚，即用什魚生眼珠。於魚鯽魚，即鯽魚生眼珠。俱用腐皮包之吞下。務要捺命依法吞之，無有不下。予親見之，極至神效。非常藥可以比此之速效。故記於此，以備選用，不可輕忽，難噎以棄神驗方也。

○○○小腸氣效方 小兒驗之

凡小兒在母肚中之时。母好水果生冷之物。以食此物太多矣。生下小兒必小腸氣也。用大茴小茴裝於豬脬內。將豬脬放於瓦上。用火煉成灰。再用水酒冲之。小兒服之。豈有不效之理也。百發百中。神效之技。

甲寅五月廿 据書